曹 颖 甫 医 学 三 书

金 匮 发 微

曹颖甫 撰述

邹运国 整理

中国医药科技出版社

内容提要

　　本书为近代著名中医学家、中医教育家、经方大师曹颖甫对《金匮要略》的精蕴和原委的探索之作。曹氏将仲景之书为之实验发挥后而加以详注，全书皆为著者数十年临床经验的总结，一字一句都出自心得，与一般汇集前人注释不同；融会《金匮要略》全书，本仲景著书之精神，详为分析，不标新立异，亦不拘泥于一家之偏见；书中注释各条，不但解析病理，且博引著者多年治病经验，以为佐证，俾读者知所运用，与徒托空言而无实践者不同，为今日研究中医学者及中医临床工作者值得重视的一本参考书籍。本书适用于中医院校师生、仲景学说研究者、金匮教研室学者、中医临床工作者、民间中医、西医学习中医者、经方爱好者以及更广大的中医爱好者阅读参考。

图书在版编目（CIP）数据

　　金匮发微/曹颖甫撰述；邹运国整理. —北京：中国医药科技出版社，2014.8
　（曹颖甫医学三书）
　　ISBN 978 – 7 – 5067 – 6924 – 2

　　Ⅰ.①金…　Ⅱ.①曹…　②邹…　Ⅲ.①《金匮要略方论》– 研究
　　Ⅳ.①R222.39

　　中国版本图书馆 CIP 数据核字（2014）第 164276 号

美术编辑　陈君杞
版式设计　郭小平

出版　中国医药科技出版社
地址　北京市海淀区文慧园北路甲 22 号
邮编　100082
电话　发行：010 – 62227427　邮购：010 – 62236938
网址　www. cmstp. com
规格　710×1020mm$^1/_{16}$
印张　13¼
字数　168 千字
版次　2014 年 10 月第 1 版
印次　2024 年 1 月第 10 次印刷
印刷　三河市万龙印装有限公司印刷
经销　全国各地新华书店
书号　ISBN 978 – 7 – 5067 – 6924 – 2
定价　**32.00 元**
本社图书如存在印装质量问题请与本社联系调换

❋ 总前言

在中国近代医学史上，对仲景学说及经方的推广与实践的大家，惟有曹颖甫先生堪称仲景之功臣，经方之大师。曹颖甫（1866～1937年），近代著名中医学家、中医教育家。名家达，一字尹孚，号鹏南，晚号拙巢老人，江苏江阴人。

曹颖甫先生年轻时即举孝廉，对文学有精深造诣，同时又略知岐黄之术。后入南菁书院深造。时山长黄以周（元同）为晚清经学大师，经常于治经学之余，研读医经，对《伤寒论》研究造诣颇深。曹氏师承黄以周，颇得真传，时常以仲景之方为人治病而得心应手。曹氏主张以研究经方作为学习中医的基础，学生尊之为近代"经方大家"。丁甘仁创办上海中医专门学校，延聘曹氏，于1927年迁来上海设诊行医，兼主同仁辅元堂诊务和上海中医专门学校教务长。临证数十年，经验丰富，疗效卓著。凡是别的医生所谓的不治之证，经曹氏治疗者多愈。并亲自开设讲座，教授《伤寒》、《金匮》，以其精深汉学功底，对文深义奥的仲景原旨讲解透彻，为学生所折服。学生数百人，秦伯未、章次公、严苍山、姜佐景等颇得其传。曹氏还能书、善画、工文章，著有医书《伤寒发微》、《金匮发微》、《经方实验录》三部，名冠医坛。另著有古文、骈文、《气听斋诗集词集》《梅花集》等。

《伤寒发微》是经方大家曹颖甫的代表作之一，是曹氏四十余年对《伤寒论》探索的心得，论述密切临床，精湛允当，也是中医近代史上颇为著名的《伤寒论》注本。该书全书不分卷，分为太阳篇、阳明篇、少阳篇、太阴篇、少阴篇、厥阴篇、霍乱篇、阴阳易瘥后劳复篇、痉湿暍篇等。书中注释主要采张志聪、黄元御二家之说为主，兼取他家之长，并多能阐发己见而别具心得。注重理论联系实际，注释条文、分析病机、讲解方药，多博引治验，以为佐证。还善于会通《伤寒论》全书阐发经文微义，一洗浮论，专务实学，考据精详，见解不凡，凡无字之处必反复探讨，一再解释。而仲景之不出方治者，综而核对，甚为周密，提出方治，以启示后来。是学习和研究《伤寒论》的经典佳作之一。

《金匮发微》是曹氏四十余年对《金匮要略》探索的心得，论述密切临床，精湛允当。曹氏对《金匮要略》二十二篇的原文加以注释，力求提要钩玄，不标新立异，亦不泥于一家；既分析精义，又结合临床心得以为佐证，并校正部分原文，纠正了前人一些错误或不当的注解。曹氏《金匮发微》的最大特色，就是书中附录大量个人治验，突显其"考验实用"，能于诸家注释之外独树一帜。曹氏注重临床实践，常借临床验案阐发病症变化机制，并以此进一步验证仲景经方的临床实用价值，对理论与临床的结合，起了很好的示范作用。是学习和研究《金匮要略》的经典佳作之一。

《经方实验录》是曹氏师徒的医案医话全集，也是曹氏长期临床效验的缩影和精华荟萃。曹氏一生治医专宗仲景，善用经方而闻名，其间用经方取效者十常八九，大多医案"一剂知，二剂已"，甚则达到"覆杯而愈"的效果。全书三卷，共一百则医案，每则病案均依经方为经、实验为纬，以理论为纲、临床为目，经方主要讨论配伍与医疗作用，实验详细介绍治疗过程及其相关的病案，理论则结合经典来补充、完善临证时的治疗原则，临床则是对经方、实验和理论的检验，对经方的传承和发展起到了重要作用。是学习《伤寒杂病论》的经典佳作之一。

《伤寒发微》、《金匮要略》、《经方实验录》三书，一脉相承，真实的反映了曹氏的中医水平，同时此三书也是对仲景学术的继承、发展、实践与创新，通过对曹氏经方三书的学习，可以对仲景学术的诸多疑难问题迎刃而解。

曹氏不仅医学功底深厚，国学功底亦很深厚，也正是因为如此，使得曹氏对文深义奥的仲景原旨讲解透彻，为学生所折服。我们通过阅读曹氏经方三书，不仅可以学到仲景学术的奥义，还可以体验国学文化的精深，更可以悟出中医精神的博大——"为天地立心，为生民立命，为往圣继绝学，为万世开太平"！

刘立国

甲午端午于北京

《金匮发微》系近代著名经方大师曹颖甫所作，原题《曹氏金匮发微》。曹颖甫（1866~1938年），名家达，一字尹孚，号鹏南，晚署拙巢老人，江苏江阴人，近代著名中医学家、中医教育家、经方大师。曹氏对仲景之学研究造诣颇深。曹氏主张以研究经方作为学习中医的基础，学生尊之为近代经方大家。丁甘仁创办上海中医专门学校，延聘曹氏，兼主同仁辅元堂诊务和上海中医专门学校教务长。临证数十年，经验丰富，疗效卓著。大凡他医所谓不治之证，经其治疗者多愈。曹氏亲自开设讲座，教授《伤寒》《金匮》，以其精深汉学功底，对文深义奥的仲景原旨讲解透彻，为学生所折服。门人数百，以章次公、严苍山、姜佐景等为最。曹氏精医术、工诗词、善画梅，除医学著作外，尚有《古乐府评注》《诸子精华录》《气听斋诗集》《梅花诗集》《古文》《骈文》《词集》等若干卷。

可以说，在近代中医史上，对于仲景学说大有发挥者，曹颖甫当仁不让。其《伤寒发微》《金匮发微》《经方实验录》名冠医坛。

本次整理汇校说明如下.

1. 本次整理以1956年上海千顷堂书局《曹氏伤寒金匮发微合刊》为底本，并结合《近代中医珍本集·伤寒分册》综合汇校而成。

2. 在陈垣四校法相结合的基础上，根据现代传播学、编辑出版学、文献学的需要，以及现代人的阅读习惯，原书为繁体竖排，现改为简体横排，原书只有句读，但并非就能以现代标点替换句读，而是根据文意，重新加以标点；原书有些属于古代书籍的编排方法，本着"古为今用"的方针，一律以现代出版学为依据，予以径改，不出校注。

3. 原书底本或校本显系明显错舛者，根据理校进行统改，文中的别字、通假字、古今字、异体字一律径改，不出校注。文中有关生词涉及学术范畴的，为慎重起见，不作改动，亦不出校注。

4. 原书存在目录与正文不一致的情况，根据正文重置目录。

5. 文中有关于注解的小字，本书以加括号的形式，不再使用小字。

6. 书中关于药名，除了黄耆改为黄芪外，其余均不改。书中关于犀角等国家禁猎动物的药名，为保持古籍原貌，保留原名。请读者使用时用替代品。

整理者

2014 年 5 月

❋ 陆渊雷序

曩常遇已故某伟人与余杭章太炎先生相继演说，某伟人陈义肤薄，吐辞浅易，而听者倾耳屏息，摩肩重足，讲舍不能容。章先生继之引据翔实，言辞雅训，三数语后，听者稍稍引去，此讲毕，全舍仅存十许人。有假寐者，此无他，其曲弥高，其和弥寡故也。

江阴曹拙巢先生，精选学，诗文书画，俱推绝诣，以其余绪治医，专宗长沙，视晋唐以后蔑如，无论金元。与故名医丁君甘仁友善，讨论医学，互相推重，丁君精诣秘术，门人子弟所或未知者，先生无不知之，二君既年相若，道相似，然妇人孺子皆知有丁君，而丈夫治医者，或未知有曹先生焉。此无他，先生拙于言辞，不善修饰，上海浮夸之地，人多皮相故也。丁君既没，后生小子，转相依附，窃取剿袭，跻于著作，人或亦相购取，风行一时。先生出其心得治验，着《伤寒发微》，仆得而先读之，以经解经，精湛允当，以为自来注大论者，未能或先，而世人顾不甚重视焉。嗟乎！末世耳食，颠倒是非，有如是者。仆因章君次公获交先生，久已心仪其人，而愤世人之无目。今先生将续刻《金匮发微》，走书责序，且嘱揄扬，以速其书之行。仆谓先生书风行与否，不足为先生重轻，不行适足以见先生耳，因书其所以知先生之始末，以告天下后世之具正法眼藏者。

丙子三月后学陆彭年渊雷拜序

❋ 章次公序

　　昔先兄病阳明大实证，不满十日竟死。先君极堂先生西河抱痛，乃命成之读成无己所注《伤寒论》，逐日讲授，必成诵而后已。曰："明乎此，则医学根本已立，后此之纷纭聚讼，胥不能摇夺之矣。"成之谨受教，及卒读三阳三阴，证状治法，已粗得梗概，方期博览旁稽，以求深造。又不幸失怙，受遗命游学上海中医专校，时江阴曹颖甫先生任讲席，成之亲炙议论。知其寝馈于仲景遗书者垂四十年，不尚空谈，惟凭实验，每于修业之暇，执经问难，商榷疑义，反复不厌，先生亦许其可造，谓他日传吾衣钵者，当在此子。固知奖借之语，不无溢美，然窃喜庭训师承之有合也。戊辰年，先生成《金匮发微》，先生之年已六十有一，成之出重赏觅工书者钞碌，甫及半，后半部草稿为其同居者借阅，零星散佚。仅存十之四五，付梓之愿，格而不行，及庚午年，成《伤寒发微》，既于辛未岁刊行传世，成之乃命门人谢诵穆、郭鸿杰等收拾丛残，钞成三数卷，还之先生，先生随命长君湘人录之。先生复劳神殚精，补注疮痈以下五篇，而《金匮发微》始有完书，即今之续付手民者是也。窃惟先生之学，提要钩玄，诠解精当，固不待言，而其尤卓异者，凡经文之错简必校订之，前人注解之谬误必纠正之，复取平日经验方案附于经文之下，以明仲圣方治效如桴鼓，使后之学者，循是以求，不难入仲景堂奥，为其信而有征也。成之从先生游，于今垂十七年，平日临证处方，粗解经方门径，胥出先生之赐，而此书尤属先生毕生积验所汇，视前贤注释《金匮》若干家偏重理论者，相去不可以道里计。今值此书刊成行世，不揣捣昧，聊书受学始末于端。

丙子三月二十八日门人丹徒章成之拜撰

✤ 许半龙序

历来治古书者，造端于善信，而成功于善疑，不善信则涉猎而不专，不善疑则茫昧而失实。考仲景之《伤寒杂病论》，自王叔和编次以来，已非仲景之旧，其中论伤寒者十卷，论杂病者六卷，至梁《七绿》及《唐书·艺文志》所载，乃独存论伤寒之十卷，而论杂病之六卷不与焉。惟宋时有一本将全书十六卷删节为三卷者，名《金匮玉函要略》，尚存馆阁中。其书上卷论伤寒，中卷杂病，下载其方，并疗妇人。王洙于蠹简中得之，以其论伤寒者文多简略，但取杂病以下至服食禁忌二十五篇二百六十五方，而仍其旧名。

林亿等校理，又取此二卷分为三卷，以符原定之数，改颜曰《金匮方论》，即今之《金匮要略》是也。曹师颖甫寝馈于仲景之学者凡四十年，行医海上，以敢用药闻，不屑软熟阿婥取媚于世。所著《伤寒发微》，既已刊行于世，腾誉医林，复有《金匮发微》之辑。

夫《金匮》一书，治者视伤寒为少，宋元人皆无注释，明初赵以德始有衍义之作。厥后较伙，就半龙所觏，仅五十余家。若黄坤载、程云来、魏念庭辈所笺，见仁见智，都有独到处，而尤在泾之《金匮心典》，允称精粹。师于诸家外能独树一帜，不为前贤学说所囿，于原文又多删订，计脏府经络篇一条，痉湿暍篇一条，百合狐惑篇一条，疟病篇一条，五脏风寒积聚篇七条，痰饮篇一条，惊悸吐衄篇二条，疮痈肠痈篇二条，妇人产后篇二条，妇人杂病篇四条，凡二十二条，其他说解特异之处，尤不胜枚举，所为劳神苦形于百疑求一信者，盖类如此矣。顾师特隐于医耳，师工诗古文辞，善墨梅，酒酣耳热，红牙一曲，又复侧艳动人。半龙于壬戌之秋，始获侍于左右，今岁春，师年七十矣，同门等环请将所著《金匮发微》寿诸梨枣，师笑颔之，而命半龙为之序。语云："上医医国，其次医人，其所为寿者大矣。"固非铺张扬厉如习俗之徒为焜耀者所得同日语。师其掀髯而进一觞乎。

丙子清明门人吴江许半龙谨序

❋ 姜佐景序

　　读书不难，读中医书则难；读中医不难，读《伤寒》《金匮》则难；读《伤寒》《金匮》不难，能融会而贯通之则难；融会二书而贯通之不难，能重实验、摒臆测注释之，喻人以真知则难；注释二书而喻人以真知不难，能临证施治骨用经方，行与言合则良难；注书、临证行与言合不难，而能一剂知、二剂已，起沉疴于顷刻，挽天命之将倾，则大难；然而药到病除，巧夺天工，犹不难，藉于医术之外并茂医德，恻隐之心油然，慈悲之怀沛然，遇贫病辄施药，过富家不矜功，风雪交加不能阻其驾，千里迢遥不足挠其愿，仿佛乎天使之下凡，登斯民于衽席，能如是乃万难。今有仁人焉，皓然白发，蔼然和颜，竟能运此万难若反掌，历数十年如一日者，则七十翁拙巢老人吾师江阴曹颖甫先生是也。

　　先生夙承家学渊源，复寝馈于仲圣之书者，四十余载。以庚午年成《伤寒发微》，刊行于辛未年，然先生虚怀若谷，不肯标榜，故虽验案累累而《伤寒发微》中不多觏也。先生于戊辰年著《金匮发微》，纳章氏次公言稍稍入治验于其中珍藏，迨兹盖又历八寒暑矣。迨佐景从师游展卷拜读，方恍然知甘草粉蜜汤之粉为铅粉；蒲灰散之蒲大叶菖蒲；蛇床子散本治阴中痒，而温阴寒之坐药当为吴萸蜀椒丸；蜘蛛散并不毒而能治狐疝如神。此皆先生所独验，抑千古之卓识也。更知皂荚丸之治咳逆上气，诃黎勒散之治气利，初不嫌其荡涤太峻，抑或收涩过专。又知一物瓜蒂汤之治太阳中暍病者，微汗即愈，绝不吐，亦不下，与本经吐下之说迥殊。奔豚汤之治奔豚，有赖甘李根白皮之功，适与《外台》之方相合。复见葶苈大枣泻肺汤之治肺痈，大黄牡丹皮汤之治肠痈，化险为夷，不劳解剖。推至桂枝芍药知母汤之治历节，桂枝加龙骨牡蛎汤之治盗汗与失精，无不如响斯应。别有发明，若夫麻黄加术汤治风湿之初起，微汗而解，免致有湿温之变；射干麻黄汤之治喉中水鸡声，痰平辄愈，亦无所谓肺病之虑。是又岂近世医家所可梦想而几及也哉！综上名贵之治迹，不惟他书所无有，纵求之于汤本求真氏之《皇汉医学》，亦有所不可得者。夫《皇汉医学》一书，乃日本诸名皇汉医家成绩之荟萃，风行我国，学子奉为圭臬。今《金匮发微》既有所过之，则其真际之价值亦宁有涯涘哉！

抑尤有进者，先生之学既臻化境，遂视亲历之奇特医案为不足录，甚或弃之不稍惜，而他人偶获其一鳞一爪，又靡不拱若珍璧函以金玉。孟子曰：口之于味也，有同嗜焉。嘻！是岂偶然哉！佐景不敏，侍诊数载，虔求师道之发扬，爰选集先生医案医话都二百余则，益以佐景读书临证之心得，汇为一集，恭秉师命，颜曰《经方实验录》。盖纪其真也。兹是录，已分期刊诸全国各医学杂志之中，以快读者之先睹，并作《发微》之印证。夫然后仲圣之大道得复兴，于今日病家蒙其福医者，增其荣，更不复有医难之叹，方符吾师之凤愿矣乎！佐景乐观《金匮发微》之发刊也。敬书此以志喜云。

太岁在丙子五月门人瑞安姜佐景谨序

目录 CONTENTS

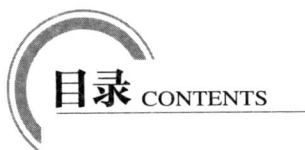

脏腑经络先后病脉证第一

痉湿暍病脉证治第二

百合狐惑阴阳毒病证治第三

疟病脉证并治第四

中风历节病脉并治第五

血痹虚劳病脉证并治第六

肺痿肺痈咳嗽上气病脉证治第七

奔豚气病脉证第八

胸痹心痛短气病脉证治第九

腹满寒疝宿食病脉证治第十

五脏风寒积聚病脉证并治第十一

痰饮咳嗽病脉证治第十二

消渴小便不利淋病脉证治第十三

水气病脉证并治第十四

黄疸病证并治第十五

惊悸吐衄下血胸满瘀血病脉证第十六

呕吐哕下利病脉证治第十七

疮痈肠痈浸淫病脉证治第十八

跌蹶手指臂肿转筋狐疝蛔虫病脉证治第十九

妇人妊娠病脉证治第二十

妇人产后病脉证治第二十一

妇人杂病脉证治第二十二

脏腑经络先后病脉证第一

问曰："上工治未病，何也？"师曰："夫治未病者，见肝之病，知肝传脾，当先实脾。四季脾旺不受邪，即勿补之。中工不晓相传，见肝之病，不解实脾，惟治肝也。夫肝之病，补用酸，助用焦苦，益用甘味之药以调之。肝虚则用此法，实则不任用之。经曰：'无实实，无虚虚，补不足，损有余。'是其义也。余脏准此。"

此节借肝病传脾，以明上工治未病之说也。肝脏血虚，则其叶燥挺而压于脾。脾气郁，则痛延腹部，遂有腹中急痛之证。《伤寒论》云："阳脉急，阴脉弦，腹中急痛，先予小建中汤。"盖桂枝汤其味本甘，加饴糖则其味益甘。《内经》所谓："肝苦急，急食甘以缓之。"即实脾之说也。脾旺不必泥四季，但湿土当旺之时即是，长夏用小建中，即病胀濛，故曰勿补。中工不知因肝脏血虚之故，而用甘味以实脾，而以小建中汤为治肝补脾不二法门，则大误矣。盖肝之本味酸，而中含有胆液则苦。肝与胃同居膈下，而胃实为生血之原，肝胆之液，渗入胃中，并能消食。寒则吐酸，肝之液也。热则吐苦，胆之液也。要之，为胃气不和。胃气不和，则无以资肝脏之血，且湿胜则肝胆不调，故多呕。湿之所聚，蛔病乃作。然则所谓补用酸，助用焦苦者，以乌梅丸言之也。但焦苦当言苦温，以乌梅之酸，合细辛、干姜、蜀椒、桂枝、附子之温，及黄连、黄柏之苦燥，而后胃温湿化，肝胆之郁，方得条达。更有胃中虚寒，干呕吐涎沫，则专用苦温之吴茱萸汤，而不用酸以补之者，此证寒湿初起，肝脏未虚，故但需助胃阳而止呕也。若夫益用甘味以调之者，乃专指建中汤言之。以上三法，皆为肝虚而设。凡病虚则生寒，实则生热，故有肝乘脾、肝乘肺，而刺期门者，亦有厥深热深而当下者，亦有肝实血热，热利下重，而用白头翁汤者。若不问虚实，而概用建中汤以治肝补脾，不病胀满，即病烦躁，故曰："不任用之。""无实实，无虚虚，补不足，损有余"，当是古《内经》文，见扁鹊《难经》。"酸入肝至要妙也"一段，述中工谬论，不着紧要，特删去之，从黄坤载悬解例也。

　　夫人禀五常，因风气而生长，风气虽能生万物，亦能害万物，如水能载舟，亦能覆舟。若五脏元真通畅，人即安和。客气邪风，中人多死。千般疢难，不越三条。一者，皮肤所中，经络受邪，内入脏腑，为外所因也。二者，四肢九窍，血脉相传，壅塞不通，为所内因也。三者，房室、金刃、虫兽所伤。以此详之，病由都尽。若人能养慎，不令邪风干忤经络，适中经络，未流传腑脏，即医治之。四肢才觉重滞，即导引、吐纳、针灸、膏摩，勿令九窍闭塞。更能无犯王法，禽兽灾伤，房室勿令竭乏，服食节其冷、热、酸、苦、甘、辛，不遗形体有衰，病则无由入其腠理。腠者，是三焦通会元真之处。理者，是皮肤脏腑之文理也。（许半龙曰："从经络传脏腑，当为外因。血脉壅塞不通为内因。原本倒误。"今从其说校正）

　　人禀五常，不过言人之禀五德耳，《浅注》谓："日在五气之中"，非也。玩以下方说到风气，便知所谓因风气而生长者，人得风中空气，则精神爽健，然必清晨吸受，方为有益，故昔人多有吹卯风而得大寿者。然亦不可太过，过则为病。譬如今人多喜吸受空气，甚至天寒地冻，夜中开窗眠睡，有不病伤寒者乎！此即风气生万物，亦能害万物之说也。是何异水能载舟，亦能覆舟乎！要惟本体强者，乃能无病，故脏腑元气充足，呼息调畅，然后眠食安而营卫和。若外来之客气邪风，亦当思患预防，否则中人多死。假如风中皮毛肌腠，则病伤寒中风，风中于筋，则病筋拘挛。风中腑脏，即口噤不识人。风中于头，则颠眩，或疼痛，或口眼不正。风中于体，则半身不遂，是谓邪风。且风为百病长，合于燥则病燥，合于湿则病湿，合于寒则病寒，合于暑则病暑，是谓客气。然治之得法，犹有不死者。若夫疫疠之气，暴疾之风，中人往往致死。此节为全书大纲，故特举外因、内因、不外不内因三条以为之冠。六气之病，起于皮毛肌腠，故善治病者治皮毛，其次治肌肤。今以皮毛肌腠不固，邪中经络而入主脏腑，是为外因。四肢九窍，血脉相传，脾胃主四肢，中阳不运，风湿困于四肢，则四肢为之不举。肝开窍于目而资于肾，肾阴耗而胆火盛，则目为之昏。肾开窍于耳而资于脑，脑气亏而胆火张，则耳为之聋。肺开窍于鼻，风邪袭肺，则鼻中不闻香臭。胃开窍于舌，胃中宿食不化，则口中不知五味。胃与大小肠下窍在肛门，肠胃燥则大便闭。三焦下窍在膀胱，湿痰阻其水道，则小溲不利。阳热结于膀胱，则小溲亦为之不利，是谓内因。若夫房室之伤，则病内热惑蛊。金刃之伤，缓则溃烂，急则病破伤风。虫兽之伤，毒血凝瘀，甚则走窜周身而死（金刃初伤，用小蓟叶打烂涂之，不致出血太过。毒蛇咬伤，用壁虱入面酱内捣涂即愈。疯犬咬伤，血必走窜大肠，凝结成块，久则发狂，宜抵当汤下之），是为不内不外因。即此三因推之，全书大纲，略尽于此。凡此者惟预为防范者能免之。才中皮毛肌腠，即用麻黄、桂枝二汤以发之，然后病机不传经络，即传经络，未及脏腑，即用葛根汤以发之，则外因之内陷者寡矣。血脉不流通，则四肢为之重滞，然当甫觉重滞，或用八段锦、十二段锦法，使筋节舒展，或吸气纳于丹田，而徐嘘散之，使周身血分水分，随之运行。甚或湿壅关节，时作酸痛，则针灸以通阳气，膏摩以破壅滞，则内因闭塞九窍者寡矣。然犹必安本分以避刑辟，远山林以避蛇虎，远床第以保精髓，节衣服之寒暖，节五味之过当，务令营卫调适，内外强固，六淫之邪，乃无由入其腠理，则病之成于不内不外因者又寡矣。所谓腠理者，人身肌肉方斜长短大小不等之块，凑合而成，凑合处之大隙，即谓之腠，肌肉并众丝而成块，众丝之小隙即谓之理。胸中淋巴系统，发出之乳糜水液，出肌腠而成汗，故曰："通会元真。"元真者，固有之元气真气。血分中营阴及之，水分中卫阳亦及之，故曰："通会文理"，即合并成块之肉丝，不独肌肉有之，即胃与小肠、大肠并有之，各具淋巴微管，发出水液，故仲师连类及之耳。其实病气之始入，原不关乎内脏也。

问曰："病人有气色见于面部，愿闻其说。"师曰："鼻头色青，腹中痛，苦冷者死。鼻头色微黑者，有水气。色黄者，胸上有寒。色白者，亡血也。设微赤，非时者死。其目正圆者，痉，不治。又色青为痛，色黑为劳，色赤为风，色黄者便难，色鲜明者有留饮。"

气色之见于面部者，无病之人亦有之，借如夏令行烈日中则面赤，暴受惊恐则色白，此其易知者也。明乎此，乃可推病之人气色。曰："鼻头色青，腹中痛者。"鼻头，鼻之上部尽头处，非鼻准之谓，相家谓之印堂，医家谓之阙下。小儿下利，印堂多见青色，腹痛不言可知。下利手足逆冷，为独阴无阳，故曰苦冷者死。湿家身色熏黄者，黄中见黑色也。今印堂微见黑，故知其有水气。湿病属脾脏，脾统血，血中有黄色之液，湿胜而血负，病在营，故其色黄黑相杂。水气属三焦、肾与膀胱，病在卫，故印堂微黑。胸中为饮食入胃发生水液之处，其水液由脾阳生发，中医谓之中焦，西医谓之淋巴系统。胸中有寒，是病留饮，故萎黄见于印堂。血不华色则白，故亡血者色白。人饮酒则面有赤色，行日中及向火并同，为其血热内盛，阳气外浮也。伤寒阴寒内据，真阳外脱，则亦面见赤色，是谓戴阳，此证多属冬令，故曰："非时者死"，谓非夏令血热张发之候也。按寒饮之色黄，失血之色白，或全见面部。戴阳之赤色，或见额上及两颧，不定在鼻之上部，故无"鼻头"字，非省文也。面色既辨，然又必验之于目。刚痉无汗，周身筋脉紧张，故目系强急而目正圆，此证脉必直上下行，《内经》所谓"但弦无胃"也，故曰："不治。"目色青，少年妇人时有之，或不必因病而见，然往往有肝郁乘脾，而腹中急痛。若夫色黑为劳，与女劳疸额上黑同。凡人目中瞳仁则黑，其外微黄，惟女劳则瞳仁外圈俱黑。吾乡钱茂材信芳，诊宋姓病断其必死，不三月果死，予问故，钱曰："女劳目之外眶尽黑，法在必死。"盖瞳仁精散外溢，如卵黄之忽散，臭败随之矣。风邪中于头，则入于目而目脉赤，荆芥、防风、蝉衣、殭虫等味熏洗，足以愈之，仲师固无方治也。色黄便难，是谓谷疸，宜茵陈蒿汤。惟鲜明有留饮，当指目鲜泽者及目下有卧蚕形者言之。若专以目论，则巧媚之妇人，固自有明眸善睐者，何尝病留饮乎！

师曰："病人语声寂寂然，喜惊呼者，骨节间病。语声喑喑然不彻者，心膈间病。语声啾啾然细而长者，头中痛。"

无病之人，语声如平时，虽高下疾徐不同，决无特异之处。寒湿在骨节间，发为酸痛，故急于语言而声寂寂，转侧则剧痛，故喜惊呼。心膈间为肺，湿痰阻肺窍，故语声喑喑然不彻。头痛者，出言大则脑痛欲裂，故语声喑喑然细而长，不敢高声语也。

师曰："息摇肩者，心中坚；息引胸中上气者，咳；息张口短气者，肺痿吐沫。"（此条"心中坚"当为"心下坚"之误）

痰饮留于膈间，则心下坚满。痰饮篇所谓"虽利，心下续坚满""膈间支饮，其人喘满，心下痞坚"，寒疝篇"脉紧大而弦者，必心下坚"，则此云"息摇肩心中坚"者，其必为"心下坚"之误无疑。心为君主之脏，不能容纳外邪，惟心下为膈与胃相逼处，痰湿流于膈间，则气为之阻而气不顺。至于两肩用力摇动，则心下之坚满可知矣。此为湿痰凝固之证，所谓宜十枣汤者也。至于息引胸中上气而咳，即后文咳而上气之证。吐黄浊者宜皂荚丸。有水痰者宜射干麻黄汤。张口短气者，肺痿吐沫，即后篇所谓肺痿之证。以上三者，皆出于主气之肺。辨息至为切近，故类及之。

师曰："吸而微数，其病在中焦实也，当下之则愈。虚者不治。在上焦者其吸促，在下焦者其吸远，此皆难治。呼吸动摇振振，不治。"

息由丹田上出肺窍是为呼，由肺窍下入丹田是为吸。呼吸略无阻碍，乃为无病之人。惟中脘宿食不化，则吸入之气，至中脘而还，不能下入丹田，故出纳转数，下之则上下通彻，略无窒碍，此大承气汤所以为承接中气之用也。然有本为大承气证，始病失下，病久精气耗损，肠胃枯燥而死者，即有久病虚羸，一下正随邪恶尽，以致虚脱而死者。因此后医失误，转授前医以为口实，而硝、黄遂成禁例。然则仲师言"虚者不治"，为法当早下言之，非为见死不救之庸工言之也（大下后食复同此例）。若夫肺虚而吸气乏力故吸促，肾虚而纳气无权故吸远。促者上焦不容，远者下焦不摄，故曰难治。其不曰不治而曰难治者，肺痈、肺痿、肺胀及膈间有留饮，其吸皆促，为其有所阻也。亡血失精，其吸皆远，为其不相引也。数者皆有方治，而愈期正不可知，故曰难治。至于呼吸动摇振振，其人必大肉瘦陷，大骨枯槁，午后微热，死在旦夕。虽使扁鹊复生，无能为役矣。

师曰："寸口脉动者，因其王时而动，四时各随其色，非其时，色脉皆当病。"

此寸口以两手六部言之。凡脉之大小，视血分热度之高下。血分之热度，又以天时之寒暖为盈朒。天时至春而疏达，则其脉调畅。夏而张发，则其脉盛大。秋而收束，则其脉敛抑。冬而闭藏，则其脉沉潜。所谓因王时而动也。

夏令天气炎热，血分热度既高，甚有面色及掌心发红色者，亦有八九月间天气渐寒，红色渐变为白色者。此固因于血热之高低，非可以五色配四时也。不然，春日肝旺，冬日水旺，曾未见有春日色青，冬日色黑者。五色配四时之谬，固已不攻自破。然则四时各随其色，亦不过分赤白二色，以见血热之高低耳，非其时色者皆当病。直以天时温暖，血不华色，营气不充脉络言之。亦以天时苦寒，血热暴张，面赤脉洪者言之。然则假令肝旺色青及肝色青而反白二语，皆当删去，此必非仲师之言，或由门人袭《内经》东方生木节意而附会之。不可为训。

问曰："有未至而至，有至而不至，有至而不去，有至而太过，何谓也？"师曰："冬至之后甲子，夜半少阳起，少阳之时，阳始生，天得温和，此为未至而至也。以得甲子而天未温和者，此为至而不至也。以得甲子而天大寒不解，此为至而不去也。以得甲子而天温如盛夏五六月时，此为至而太过也。"

此一节，论天时气阳之愆伏（愆，太过也。伏，不足也），以见病气所由受，未至而至数语，当是古医家言。师特借冬至后甲子以起例。古者十一月甲子朔夜半冬至为历元，则冬至后甲子当在正月。曰"夜半少阳起"者，不过略言阳气初回，《内经》所谓"春三月发陈"之期也，当此期内，地气方得温和，春未至而地气转阳，故曰未至而至。皮毛早开，风邪易袭，多桂枝证。若时令当温不温，即为至而不至。设当春令阳回之时，而天气忽然大寒，春行冬令，是谓至而不去，皮毛未开，寒邪中之，多麻黄证。若春气方回，忽然大热如盛夏五六月，春令夏行，是谓至而太过。汗液大泄，津液早亏，多人参白虎证。四气之转移，莫不皆然，此特一隅之举耳。得甲子不过陈述故训，勿泥。

师曰："病人脉，浮者在前，其病在表。浮者在后，其病在里。腰痛背强不能行，必短气而极也。"（浮在前当病表实，以麻、桂二汤发之，固已一汗而愈。若浮在后则里虚，血不充脉，发其汗则里液益虚，以致不能行，短气而竭，其不死者几希。考其致死之原，皆因医家见其脉浮，以为表实而强为发汗，不知浮在后，不当发汗也）

脉浮在前，是通关前后言之，是谓表实。在后是指关后独浮言之，浮在关后，而不及关前，则脉管中血液不足可知。脉浮病在表，为麻黄、桂枝二汤证。若浮不及关以上，则血分本虚而不当发汗，此即"淋家不可发汗""失精家不可发汗"之意。太阳之里属少阴，脉之浮属太阳，不见微细，病固无内传少阴之理。然太阳之脉，夹脊抵腰中，即谓之里可也。脊为督脉经隧，腰实少阴之藏，肾与膀胱为表里，自腰以下有两管，注小溲于膀胱，中医谓之下焦，西医谓之输尿管，即为其病在里亦可也。阴虚之人，强责其汗，势必牵涉于肾。腰酸背强，犹为太阳本病，至于阴寒精自出，酸削不能行，则水之上源，因发汗而竭，而下流亦涸矣。短气而竭是者，则以肾虚不能纳气故也。况阴虚必生内热，内热熏灼，至于骨痿髓枯，焉有不死者乎。

问曰："经云：'厥阳独行。'何谓也?"师曰："此为有阳无阴，故称厥阳。"

油灯将灭，火必大明。膏油竭于下，则光气脱于上，是故虚劳不足之人，日晡有微热，甚者入夜壮热，至有喉痹口燥而烂赤者，此火如煤油如火酒，救之以水则熛焰益张，扑之以灰则息矣。故昔人有甘温清热之法，《内经》所谓"劳者温之"也。然补血养阴，正不可少，若油灯之添油者然，但恐不能不受重剂耳。倘更投以寒凉，焉有不死者乎?

问曰："寸脉沉大而滑，沉则为实，滑则为气，实气相抟，血气入藏即死，入府即愈，此为卒厥，何谓也?"师曰："唇口青、身冷为入藏，即死。如身和、汗自出为入府，即愈。"

大气挟血，并而上逆，则寸口见沉大而滑之脉。但举寸口，则关后无脉可知。气血菀于上，冲动脑气，一进昏晕而为暴厥。血逆行而入于脑，则血络暴裂死，故唇口青。青者，血凝而死色见也。若冲激不甚，血随气还，身和汗出而愈矣。须知入脏、入腑为假设之词，观下文在外、入里可知。不然，气血并而上逆，方冀其下行为顺，岂有入脏即死，入腑即愈之理。门人章次公言："入脏为脑充血，脑膜为热血冲破，一时血凝气脱，故唇口青身冷者死。脑固藏而不泻也。入腑为气还三焦脉络，散入肌腠皮毛，故身和汗出者生。三焦固泻而不藏也。"此与《内经》所谓"气与血并走于上，则为大厥。

厥则暴死，气复还则生，不还则死"，其义正同，否则既云并走于上矣。《内经》虽未明言脑，而其旨甚明。尤在泾犹强指为腔内之五脏，通乎！否乎！章说较鄙人为详尽，故并存之。

问曰："脉脱入脏即死，入腑即愈，何也？"师曰："非为一病，百病皆然。譬如浸淫疮，从口起流向四肢者可治，从四肢流来入口者不可治。病在外者可治，入里者难治。"

上节独言寸口，则有上无下，脉垂脱矣。则此云"脉脱"，当指无脉言之。陈修园以为脱换之脱，非也。按《伤寒论》云："利厥无脉，服白通汤加猪胆汁。脉微续者生，暴出者死。"微续者，胃气尚存，故曰入腑即愈。暴出者，真藏脉见，故曰入脏即死，非为一病下，特推广言之。譬之浸淫疮，湿热兼毒之皮肤证也。天痘溃烂入口者死，广疮入口者死。若小儿天泡疮、黄水疮，未见有从四肢流入口者，盖亦外病流脂水者，通名浸淫耳。病在外者可治，入里即死。以伤寒病论，则三阳可治，三阴难治。以痈疽言，则肿痛色红者可治，平陷色白不甚痛者难治，故师言百病皆然也。

问曰："阳病十八，何谓也？"师曰："头痛，项腰脊臂脚掣痛。"问曰："阴病十八，何谓也？"师曰："咳、上气、喘、哕、咽、肠鸣胀满、心痛拘急。五脏病各有十八，合为九十病。人又有六微，微有十八病，合为一百八病。五劳七伤六极，妇人三十六病，不在其中。清邪居上，浊邪居下。大邪恶中表，小邪中里。谷饪之邪，从口入者，宿食也。五邪中人，各有法度。风中于前，寒中于后，湿伤于下，雾伤于上，风令脉浮，寒令脉急，雾伤皮腠，湿流关节，食伤脾胃，极寒伤经，极热伤络。"

治病以明理为先务，设病理不明，死守成方，则同一病证，且有宜于彼而不宜此者。则阳病十八一节，当是为拘守成方治病者言之。然变证虽多，岂可拘于十八之数。阳病十八，阴病十八，五脏病各有十八，六微复有十八病，令学者于此，惝无所得，若涉大川，不见津涯，卒致临证不敢用药，彷徨歧路，不知所归，此亦仲师之过也。惟善读书者，正不当以辞害意。今姑就所举之病名而释之，疑者阙焉。病在外体为阳，寒邪袭表，体温郁而不达，则阳热上冲而病头痛。风中于脑，郁而不达，则病头痛。肠胃不通，燥气上入于脑，则病头痛。痎疟发热，血气上入于脑，则病头痛。又有气挟热血菀而犯脑，则亦病头痛。头痛同而所以为头痛者不同。项为太阳经脉出脑下行之路，风寒外束，热血抵抗，胀脉奋兴，项因强痛。寒凝太阳之脉，发为脑疽，则项亦强痛。项之强痛同而所以强痛者不同。腰为少阴寒水之藏，下接输尿管而输入膀胱，寒湿内阻，三焦水道不通，则病腰痛。强力举重，气阻胁下，则病腰痛。汗出着冷，久为肾着，则腰下冷痛。腰痛同而所以为腰痛者不同。太阳经络，夹脊抵腰中，而脊髓则为督脉，寒袭于表，经络不舒，则背脊痛。强力入房，伤其督脉，则背脊亦痛。脊痛同，而所以为脊痛者不同。四肢者，诸阳之本，湿流关节，则臂脚掣痛。风中四末，四肢不用，则臂脚亦掣痛。血不养筋，筋络强急，则臂脚亦掣痛。此外复有肢节疼痛，脚肿如脱之历节。阳明燥实，伤及支脉，右髀牵掣膝外廉而痛。寒湿流筋，髀肉内痛。掣痛同，所以掣痛者不同。复有脚气肿痛者，痛而腹中麻木，属血分，宜四物加生附、牛膝、防己、吴萸、木瓜以治之。腹中急痛者，属气分，宜鸡鸣散以治之。又有血络不通，脚挛急者，宜芍药甘草汤以治之。有肠燥伤筋而脚挛急者，宜大承气以治之。此又脚病之不同也。然则阳病十八，举多数而言之也。

病在内脏为阴，风伤于肺则咳，膈间支饮则咳，肠中燥气犯肺则咳，咳固不必同也。胶痰在中脘，不能一时倾吐则上气。水痰在心下，阳气欲升不得则上气。上气固不同也。寒缚表阳，外不得汗则喘。元气下虚，肾不纳气则喘。喘固不必同也。呃逆之证，有属胃气虚寒者，有属大肠腑滞不行及膀胱小溲不利者，则哕固不同也。"咽"当为"噎"，老年之人，血气并亏，有食未入胃，梗于胸膈而不下者。又有噎膈之证，既入于胃，梗塞而不下者。是噎又不同也。水湿入肠，下利不止，则病肠鸣。痰饮为病，水入肠间，则亦肠鸣。虚劳之人，亦复肠鸣。是肠鸣又不同也。太阴寒湿，则腹中胀满。虚气停阻，则腹中胀满。水结膀胱，则少腹胀满。宿食不化，则腹中胀满。血结胞门，则少腹胀痛。是胀满又不同也。久事伛偻，胸中阳气否塞，则心痛彻背。阴寒凝结胸膈，则亦心痛彻背，背痛彻心，是心痛又不同也。虚劳之人输尿管不通，小便不利而腰痛者，小腹为之拘急。下后发汗，津液亏耗，则筋脉为之拘急。是拘急又不同也。然则阴病十八，亦举多数言之也。

若夫五脏之病，散见《内经》及元化《中藏经》者，不胜枚举。第就本书著录者言之。曰肺痿，曰肺痈，曰肺胀，曰肺中风，曰肺中寒，曰肺饮，曰肺水，此肺病之可知者也；曰肝中风，曰肝中寒，曰肝着，曰肝乘脾，曰肝乘肺，曰肝虚，曰肝实，此肝病之可知者也；曰心中风，曰心中寒，曰心中痛，曰心下痞，曰心下悸，曰心烦，曰心伤，此心病之可知者也；曰脾中风，曰脾约，曰脾水，此脾病之可知者也；曰肾着，曰水在肾，曰奔豚，此肾病之可知者也。

谷疸，宿食，呕吐，哕，反胃，消渴，不能食，食已即吐，胃病也。肠痈，下利清谷，不大便，圊脓血，肠病也。胁下痛，小便不利，遗溺，三焦病也；寒则下重便血，热则为痔，小肠病也。呕吐，口苦，耳聋，下利纯青，胆病也；膀胱无专病，时与三焦相出入，此六腑病之可知者也。

然则五脏病各有十八，合为九十，微有十八病，合为一百八病，要不过示人病出一经，寒热虚实之不同者，居其多数，不当泥成法以为治耳。不然病之变证多端，一切以十八限之，而谓绝无增减，有是理乎？据后文五劳七伤六极，妇人三十六病，不在其中，便可识立言之旨，在多数而不在定数。

自此以下，略为疏析病源。风露中人，挟高寒之气，故清邪居上。湿热蕴蒸，挟地中水气而出，故浊邪居下。六气中人，起于皮毛，故大邪中表。气体先虚，邪乃乘之，故小邪中里。"槃"即"谷"字，传写者误作槃耳。饪尤本作"饦"，饼也。谷饦之邪，从口入者，为宿食。胃中胆汁胰液不足，消化之力薄也。曰："五邪中人，各有法度。"谓邪之中人，各不可变易之处。风为阳邪，已至未上，为阳气方盛，故风中于前。寒为阴邪，申至戌上，为阴风始出，故寒中于暮。湿从地升，故中于下，足先受也。雾散空中，故中于上，头先受也。风脉浮缓，其表疏也。寒脉浮急，其表实也。雾伤皮腠，乃生癣疥。湿流关节，因病历节。食伤脾胃，是病腹痛。极寒伤经，项背斯痛。极热伤络，不病吐衄，即圊脓血。可以识辨证之大纲矣。

问曰："病有急当救里救表者，何谓也？"师曰："病，医下之，续得下利清谷不止，身体疼痛者，急当救里。后身疼痛，清便自调者，急当救表也。"

此下二节，皆以治病缓急言之。治病大法，固当先表后里，如《伤寒论》太阳未罢，阳明化燥，先其表，后攻其里，此其常也。若夫太阳失表，一经误下，汗反入里，遂有水激中脘，直走小肠大肠，至于完谷不化者，此时水寒湿陷，中阳垂绝，危在须臾。虽有身痛当汗之太阳表证，正当置为后图，而急温其里。譬之侍疾之人，忽闻爨下失火，势必奔息往救，彼其心，非不爱病者，有急于此者也。若内脏无病，但有身疼痛之表证，则一汗可以立愈，不烦再计矣（此条见《伤寒论》）。

夫病痼疾，加以卒病，当先治其卒病，后乃治其痼疾也。

病之暴起者易变，而痼疾则无变。变则加剧，不变则固无害也。故曰先治卒病。卒病者，伤寒也。虽然痰饮痼疾也，感于表寒而病，可用小青龙汤以汗之。膈间支饮，痼疾也，伤寒胃家实，可用大陷胸汤以下之。然则痼疾卒病，何尝不可同治乎。善治病者，可以观其通矣。

师曰："五脏病各有所得者愈。五脏病各有所恶，各随其所不喜者为病。"（得，古作合解，《韵会》"与人契合日相得"）

五脏病各有所得者愈，以五味为最近。本篇首节举例甚明，肝虚者补用酸，故厥阴病之乌梅丸，以乌梅为君。肝虚乘脾，则腹中急痛。急痛者，肝叶燥而压于脾，脾气不舒，痛延腹部，因用甘味之药以实脾，故小建中汤方治，以饴糖为君。苦入心，故泻心汤降逆方治，以黄连为君。辛入肺，故十枣汤泻痰泄水方治，以芫花为君（近人以芥菜卤治肺痈，白芥子治痰饮，同此例）。咸入肾，故小便不利之蒲灰散，以蒲灰为君（此即水中菖蒲烧灰，近人以为蒲黄则误）。茯苓戎盐汤，治小便不利，亦此意也。此五脏之病，各有所得而愈之大略也。

肺恶寒而主皮毛，寒由皮毛犯肺，则病伤寒。汗出不彻，水在膈间，即病喘咳。脾恶湿而主肌肉，外风凝冱肌腠，因病中风，留着不去，渗入关节，因病历节。湿与水气并居，留于中脘，即病痰饮。下陷大肠，即病下利。泛滥充塞，即病水肿。心恶燥亦恶水，胆胃燥气上薄心脏，则心气不足，而病吐血衄血，是为泻心汤证。水气凌心，则心下悸，是为小青龙汤证。肝恶燥，燥则胆火盛而病消渴。肝恶拂郁，有所逆则乘脾，而腹中急痛。肝又恶湿，湿胜而血败，秽浊所聚，蛊病乃作。肾恶寒，水寒则血败，因病下血。肾又恶燥，脏躁则精竭，筋脉不舒，因病痿躄。此五脏各有所恶之大略也。

脾喜燥而恶湿，多饮茶酒，则病湿痰。多卧湿地，则病风痹。肺喜温而恶寒，形寒饮冷，则病寒饮。风寒袭肺，皮毛不开，则病风湿。肾喜温而恶水，水停胁下，则小便不利，不病腹满，即病腰痛。肝喜凉而恶热，血虚生燥，则病善怒，气上撞心（心为君主之脏，无所谓喜，亦无所谓恶。其偶亦有病，亦不过他脏所牵及耳。心喜静而恶烦，人人皆然，但不在病情之中，故不述）。血热伤络，则便脓血。此则五脏之气，随其所不喜为病之大略也。

要而言之，脾脏湿，故恶湿。肺脏凉，故恶寒。心脏热，故恶热。肾脏多水，故恶水。肝脏合胆火生燥，故恶燥。此脏气有余而为病者也。然发汗太过，脾精不濡，痉病乃作。肠胃燥实，肺热叶焦，乃生痿躄。心阳不振，则脉变结代。肾寒精冷，令人无子。肝脏血寒，则病厥逆。然则脏气不足，又何尝不为病乎！究之治病当求其本，断无成迹之可拘。读《金匮》者，亦观其通焉可耳。

病者素不应食，而反暴思之，必发热也。

此三句当别为一节。古本与五脏病混而为一，以致不可解说。陈修园以为脏气为病气所变，直臆说耳。夫曰素不应食，原非素不喜食，为始病本不欲食者言之耳。此证或出于病后，或出于病之将愈。盖病气之吉凶，原以胃气之有无为验。病固有表里证悉去，始终不能纳谷以致于死者，此固有胃则生，无胃则死之明证也。但胃气之转，为病者生机，与脉伏之复出同。脉暴出者死，渐起者生，故胃气之转，亦以渐和为向愈，暴发为太过。夫胃主肌肉，常人过时忍饥则瑟瑟恶寒，至饱食之后，肢体乃渐见温和。故厥阴篇有厥利欲食，食以素饼而发热者，即为不死之征，但病后胃火太甚，即有急欲得食，食已即发壮热，而病食复者，予于家人见之。亦有阳明燥热，饱食之后，以致累日不大便，一发热而手足拘挛者，予于沈松涛见之，此仲师劳复篇中所以用博棋大五六枚之大黄，《内经》治痿所以独取阳明也。

夫诸病在藏（此藏字当作藏匿之藏解，谓病藏匿在里也，非指五脏，学者其勿误），**欲攻之，当随其所得而攻之，如渴者与猪苓汤，余皆仿此**（猪苓汤方见《伤寒论》阳明篇又见后消渴证中，以猪苓之利湿，所以通其小便，以阿胶之滋阴，所以解其渴，此猪苓汤所以为利小便而兼解其渴之神方也。攻其实而补其虚，惟仲师能深知其内情）。

　　诸病在藏为里证，别于皮毛肌腠筋络言之，非谓五脏也。此节表明因势利导之治法，特借渴者与猪苓汤以起例。盖下利则伤津液而渴，加以小便不利，水气在下，是当以利小便为急。然又恐甚其渴，与猪苓汤，则既解其渴，又利小便，此一举两得之术也。如伤寒转矢气，及宿食下利脉滑，可用大承气，亦此例也。

痉湿暍病脉证治第二

太阳病，发热，无汗，恶寒者，名曰刚痉。

太阳病，发热，汗出，而不恶寒，名曰柔痉。

此二条说解详《伤寒发微》。风寒外薄，血热内张，正与邪相争，故名刚痉。汗出表疏，正气柔弱，不与邪争，故名柔痉。

太阳病，发热，脉沉而细者，名曰痉，为难治。

此条见《伤寒论》。盖痉为津液枯燥之证。卫气不和于表，故发热。营气不足于里，故脉沉细。发热为标阳，脉沉细则为本寒。里气不温，则水寒不能化气，是当用栝楼桂枝以解表，加熟附以温里。释详《伤寒发微》，兹不赘。

太阳病，发汗太多，因致痉。

此条见《伤寒论》。释解具详《伤寒发微》，兹不赘。

夫风病，下之则痉，复发汗，必拘急。

风病，陈修园以为发热有汗之桂枝汤证，是不然。太阳病固自有先下之不愈，因复发汗，表里俱虚，其人因致冒，终以自汗解者，亦有下后气上冲，而仍宜桂枝汤者，亦有误下成痞，误下成结胸者。独发汗致痉之证，为中风所希见，则所谓风病者，其为风温无疑。夫风温为病，其受病与中风同，所

⟨14

以别于中风者，独在阴液之不足，故脉浮自汗心烦脚挛急者，不可与桂枝汤，得汤便厥。所以然者，为其表阳外浮，里阴内虚，阴不抱阳，一经发汗，中阳易于散亡也。但此犹为证变未甚也。更有脉阴阳俱浮，自汗出身重息鼾，言语难出之证。一经误下，即见小便不利，直视失溲，若火劫发汗，则瘛疭如惊痫，所以然者，里阴素亏，误下则在上之津液下夺，目系因之不濡。火劫则在里之津液外烁，筋脉因之不濡。津液本自不足，又从而耗损之，风燥乃益无所制，故上自目系，下及四肢，无不拘急，而痉病成矣。不然，本篇汗出发热不恶寒之柔痉，与伤寒温病条之不恶寒，何其不谋而合乎。是知中风一证，津液充足者，虽误汗误下，未必成痉。惟津液本虚者，乃不免于痉也。

疮家，虽身疼痛，不可发汗，汗出则痉。

此条见伤寒太阳篇。盖人之汗液，由卫气外出者属水分，由营气外出者属血分。身疼痛，原系寒凝肌腠，急当发汗以救表。惟疮家营分素亏，一经发汗，血液重伤，至于不能养筋，一身为之拘急，是亦投鼠不忌器之过也。夫病至无可措手，要当用药熏洗，使邪从外解，而不当任其疼痛。如浮萍、藁本、荆芥、薄荷、防风等味，俱可煎汤熏洗，但使略有微汗，疼痛当止（语详《伤寒发微》）。

病者身热足寒，颈项强急，恶寒，时头热，面赤，目赤，独头动摇，卒口噤，背反张者，痉病也。若发其汗，其脉如蛇。

此条见《伤寒论》本篇而佚其后半节。"身热"至"恶寒"，为葛根汤证。"时头热"至"背反张"，为大承气汤证（语详《伤寒发微》）。惟"发其汗"下，当有衍文。痉病之未成，原有属于太阳而当发汗者，惟已传阳明，燥气用事，一经发汗，即当见经脉强急，不当有"寒湿相得，其表益虚，恶寒益甚"之变，数语似属湿证脱文，不知者误列于此。陈修园明知阳邪用事，热甚灼筋，不当恶寒，犹为之含混强解，此亦泥古之过也。愚按"若发其汗其脉如蛇"，独承上"时头热面赤"以下言之，非承上"身热足寒"证言之也。《内经》云："肝主筋，肝藏血，虚生燥，则其脉弦急。"后文所谓"直上下行"是也。发其汗，其脉如蛇，乃肝之真脏脉见。"五脏风寒积聚篇"所谓"肝死脉，浮之弱，按之如索不来，或曲如蛇行者死"是也。盖痉病脉本弦急，重发汗，则经脉益燥，直上下行之弦脉，一变而成屈曲难伸之状。脉固如此，筋亦宜然，一身之拘急可知矣。黄坤载以为即直上下行，非是。

暴腹胀大者，为欲解，脉如故，及伏弦者，痉（此节承上节言之。脉如故，即上之其脉如蛇也）。

夫痉脉，按之紧如弦，直上下行。

痉病之成，始于太阳，而传于阳明。太阳水气，受阳明燥化，阴液消烁，筋脉乃燥。但阳明不从标本而从中气，容有一转而入太阴者，《伤寒·太阳篇》"发汗后腹胀满，厚朴生姜半夏甘草人参汤主之"，即此证也。痉病本由血少，统血之脾脏当虚，而复以发汗张其虚气，病乃转入太阴，而腹部虚胀，病机由表入里，筋脉不更受灼，故为欲解。惟下文脉如故，反伏弦，则殊不可通。沉弦则非曲如蛇行矣，何得云如故耶。按此"反"字，当为"及"字，传写之误也。脉如故，即上节"曲如蛇行"之谓。沉弦，即下节"直上下行"。其所以屈曲如蛇者，为其脉中营气不足，汗后阳气暴张，气欲行而血不从也。所以直上下行者，为血分热度增高，脉道流行，暴张而不和也。夫血少则筋燥，悬生物之筋于风中可证也。热血灼筋，则筋亦暴缩，投生物之肉于沸油中可证也。故痉病之作，由于筋之受灼，验之于脉，无不可知。血虚固伤筋，血热亦伤筋也。

痉病，有灸疮，难治。

痉病为风燥伤筋之证。血虚不能养筋，而复加以灸疮，使其证属中风传来，则当用栝楼根以生津，桂枝汤以发汗。然又恐犯疮家发汗之戒，故云难治。但里急于外，又不当先治灸疮。窃意先用芍药、甘草加生地以舒筋，加黄芪、防风以散风，外用圹灰年久者，调桐油以清热毒而生肌，其病当愈。陈修园浅注谓借用风引汤去桂枝、干姜一半，研末煮服，往往获效。盖此方主清热祛风，揆之于里，当自可用。

太阳病，其证备，身体强，几几然，脉反沉迟，此为痉。栝楼桂枝汤主之。

栝楼桂枝汤方

栝楼根二两　桂枝三两　芍药三两　甘草二两　生姜三两　大枣十

二枚

上六味，以水九升，煮取三升，分温三服。微汗，汗不出，食顷，啜热粥发之。

太阳病，其证备，则颈项强痛。发热自汗，恶风之证也。身体强几几，背强急而不能舒展，邪陷太阳经输也。自非将成痉证，则有汗之中风，脉宜浮缓，而不宜沉迟。夫痉脉伏弦，沉即为伏，迟为营气不足，此正与太阳篇"无血，尺中迟"者同例。血不养筋，而见沉伏之痉脉，故以培养津液为主。而君栝楼根，仍从太阳中风之桂枝汤，以宣脾阳而达营分，使卫与营和，汗出热清，筋得所养，而柔痉可以不作矣。

太阳病，无汗，而小便反少，气上冲胸，口噤不得语，欲作刚痉，葛根汤主之。

葛根汤方

葛根四两　麻黄三两（去节）　　桂枝、甘草（炙）、芍药各二两　生姜三两　大枣十二枚

上七味，以水一斗，先煮麻黄、葛根，减三升，去沫，内诸药，煮取三升，去滓，温服一升，覆取微似汗，不须啜粥，余如桂枝汤法将息及禁忌。

太阳病无汗，小便反少，气上冲，此与《太阳篇》下后气上冲，可与桂枝汤如前法同。惟筋脉强急，牙关紧而见口噤，风痰阻塞会厌而不得语，实为刚痉见端。以气上冲而用桂枝，此为太阳中风正治法。惟本证为风寒两感，寒沍皮毛，内阻肺气，故外见无汗，内则会厌隔阻，故本方于桂枝汤加麻黄，期于肌表双解。太阳经输在背，邪陷经输，久郁生燥，于是有背反张，卧不着席之变，故于肌表双解外，复加葛根，从经输达邪外出，而刚痉可以立解，所谓上工治未病也。按此方本为太阳标热下陷经输而设，故加清热润燥上升之葛根，于背强痛者宜之。推原痉病所由成，以外风陷入太阳为标准，无论刚痉、柔痉一也。柔痉起于中风，故用栝楼桂枝汤，栝楼蔓生上行，主清经络之热，功用与葛根同。刚痉之成，起于风寒两感，故用葛根汤。盖非风不能生燥，非风窜经输，必不成痉。可以识立方之旨矣。

痉为病，胸满，口噤，卧不着席，脚挛急，必龂齿，可与大承气汤。

大承气汤方

大黄四两（酒洗）　　厚朴半斤（炙去皮）　　枳实五枚（炙）　　芒硝三合

上四味，以水一斗，先煮枳、朴，取五升，去滓，内大黄煮二升，内芒硝，更上微火一两沸，分温再服，得下利，余勿服。

风燥入阳明之腑，津液受灼，上膈乃有湿痰。痰阻胸膈，则胸满。风痰塞会厌，而阳热上灼，牙关之筋燥急，则口噤。背脊经输干燥，则卧不着席。周身筋脉液干而缩，故脚挛于下，齿龂于上，可与大承气汤，此亦急下存阴之义也。盖必泄其燥热，然后膈上之风痰，得以下行，周身筋脉，亦以不受熏灼而舒矣。下后弃其余药者，正以所急在筋脉，非燥矢宿食可比，故不曰宜而曰可与。独怪近世儿科，既不识痉病所由来，而概名为惊风，妄投镇惊祛风之药，杀人无算，为可恨也。

太阳病，关节疼痛而烦，脉沉而细者，此名中湿，亦名湿痹。湿痹之候，小便不利，大便反快，但当利其小利。

前篇曰湿流关节，又曰湿伤于下。盖太阳病汗出不彻，由腠理流入肢节空隙，因病酸疼，是为历节所由起。阳气为寒湿所遏，故内烦。脉之沉细，在痉病为寒水在下不能化气，湿病亦然。湿者，水及膏液合并，滞而不流，若痰涎。然下焦垢腻，故小便不利。水道壅塞不通，溢入回肠，故大便反快。大便有日三四行，而饮食如故者，是宜五苓散倍桂枝。但得阳气渐通，而小便自畅，大便之溏泄，固当以不治治之。余解详《伤寒发微》，不赘。

湿家之为病，一身尽疼，发热，身色如熏黄也。

湿家之病，起于太阳寒水。表汗不出，则郁于肌理，而血络为之不通。一身尽疼者，寒湿凝洰肌腠也。此证始则恶寒，继则发热，终则湿热蕴蒸，而身色晦暗如熏黄。湿证小便不利，大率以麻黄加术为主方。师所以不出方治者，要以病变多端，随病者之体温为进退。血分温度不足，易于化寒，温度太高，易于化燥，未可执一论治也。说解详《伤寒发微》。

湿家，其人但头汗出，背强，欲得被覆向火。若下之早，则哕，或胸满，小便不利。舌上如胎者，以丹田有热，胸上有寒，渴欲得饮而不能饮，则口燥烦也。

但头汗出，约有二端。阳热之证，阴液内竭，则但头汗出。寒湿之证，毛孔闭塞，则亦但头汗出。寒湿郁于经输，故背强（此与太阳病之项背强同）。寒泆皮毛，内连肌肉，恶寒甚者，遂欲得被向火（此与太阳伤寒同），此时正宜麻黄加术汤以发其汗，使水气外达。中气化燥，不得已而后下，然下之太早，水气太甚，随药内陷，与人体之膏液并居，留于上膈，则病寒呃胸满。陷于下焦，则滋腻之湿，阻于水道，小便为之不利。此证寒湿在上，郁热在下，故有时渴欲饮水，水入口而不能不咽。仲师不立方治，陈修园补用黄连汤（语详《伤寒发微》）。

湿家，下之，额上汗出，微喘，小便利者，死。若下利不止者，亦死。

湿与水异，水可从小便去，而湿不可去，水清而湿浊也。湿与燥反，燥结者易攻，而湿不可攻，燥易去而湿黏滞也。故下之而湿流上膈，故有胸满小便不利之变，但此犹易为治也。至下后阳气上脱，至于额上汗出如珠，微喘而气咻咻若不续，阴液下脱，而小便反利，或下利不止，疾乃不可为矣。按伤寒阳明证，于下法往往慎重者，亦以太阳之传阳明，下燥不胜上湿，恐下后利遂不止也。否则宿食下利脉滑者，犹当用大承气汤，何独于阳明证而反不轻用乎？

风湿相抟，一身尽疼痛，法当汗出而解。值天阴雨不止，医云："此可发其汗。"汗之病不愈者，何也。盖发其汗，汗大出者，但风气去，湿气在，是故不愈也。若治风湿者，但微微似欲汗出者，风湿俱去也。

太阳病，发汗后，或自汗，风邪乘之，毛孔闭塞，汗液之未尽者，留着肌理成湿，一身肌肉尽痛，是为风湿相抟。此证本应发汗，与太阳伤寒之体痛同，后文麻黄加术汤，麻黄杏仁薏苡甘草汤，其主方也。以麻黄之发汗，白术、薏苡之去湿，本期风湿俱去。然适当天时阴雨，病必不去。药可与病气相抵，而地中之湿，与雨中之寒，决非药力所能及，故虽发汗，病必不愈（说解《伤寒发微》）。

湿家，病身上疼，发热，面黄而喘，头痛鼻塞而烦，其脉大，自能饮食，腹中和无病，病在头中寒湿，故鼻塞，内药鼻中则愈。

湿家身上疼，非一身尽疼之比。风湿在皮毛，故发热。湿郁则发黄，湿在上体故面黄。肺气不宣故喘。头痛鼻塞，风湿入脑之明证也。惟内药鼻中则愈，仲师未出方治。予每用煎药熏脑之法，倾药于盆，以布幕首熏之，汗出则愈（详《伤寒发微》，头痛甚者加独活）。

湿家，身烦疼，可与麻黄加术汤，发其汗为宜，慎不可以火攻之。

麻黄加术汤方

麻黄三两（去节）　　桂枝二两　　甘草一两　　白术四两　　杏仁七十个（去皮尖）

上五味，以水九升，先煮麻黄减二升，去上沫，内诸药，煮取二升半，去滓，温服八合，覆取微汗。

太阳寒水，发于外者为汗，壅阻皮毛之内即成湿。故太阳伤寒，皮毛不开，无汗恶寒发热体痛者，宜麻黄汤以汗之。湿家发热身疼者，宜麻黄加术汤以汗之。加术者，所以去中焦之湿也。盖水湿凝沍肌肉，血络停阻，乃病疼痛。痈疽之生，患处必先疼痛者，血络瘀结为之也。故欲已疼痛者，必先通其不通之血络。阴疽之用阳和汤，亦即此意。若急于求救，而灼艾以灸之，断葱以熨之，或炽炭以熏之，毛孔之内，汗液被灼成菌，汗乃愈不得出，而血络之瘀阻如故也。况火劫发汗，汗泄而伤血分，更有发黄、吐血、衄血之变乎。

病者，一身尽疼，发热，日晡所剧者，此名风湿。此病伤于汗出当风，或久伤取冷所致也。可与麻黄杏仁薏苡甘草汤。

麻黄薏苡甘草汤方

麻黄半斤　　杏仁十个（去皮尖）　　薏苡半两　　甘草一两（炙）

上剉麻豆大，每服四钱匕（匕者，茶匙也。四钱匕者，四茶匙也）。水一盏半，煎八分，去滓温服，有微汗，避风。

一身尽疼，为寒湿凝冱肌理，血络阻滞作痛，若阴疽然，前文已详言之。发热者，寒湿外闭，血分之热度，以阻遏而增剧也。日晡所为地中蒸气上腾之时，属太阴湿土，故阳明病欲解时，从申至戌上。所以解于申至戌上者，为热盛之证。当遇阳衰退阴盛而差也。明乎此，可知申至戌上为太阴主气，湿与湿相感，故风湿之证，当日晡所剧。究病之所由成，则或由汗出当风，或由久伤取冷。《内经》云："形寒饮冷则伤肺。"肺主皮毛，务令湿邪和表热，由皮毛一泄而尽，其病当愈。师所以用麻黄汤去桂枝加薏苡者，则以薏苡能祛湿故也。

风湿，脉浮，身重，汗出，恶风者，防己黄芪汤主之。

防己黄芪汤方

防己一两　甘草半两（炙）　　白术七钱半　黄芪一两一分

右剉麻豆大，每抄五钱匕，生姜四片，大枣一枚，水盏半，煎八分，去滓温服。喘者，加麻黄半两。胃中不和者，加芍药三分。气上冲者，加桂枝三分。下有陈寒者，加细辛三分。服后当如虫行皮中，自腰下如冰，后坐被上，又以一被绕腰下，温令微汗差。

脉浮为风，身重为湿。汗出恶风，为表气虚，而汗泄不畅，此亦卫不与营和之证。防己泄热，黄芪助表气而托汗畅行，白术、炙甘草补中气以胜湿，此亦桂枝汤助脾阳俾汗出肌腠之意也（按本条方治下所列如虫行皮中云云，殊不可通。此证本非无汗，不当云服药后令微汗差，谬一。本方四味俱和平之剂，非发汗猛剂，何以服之便如虫行皮中，且何以腰下如冰冷，谬二。且阳明久虚无汗，方见虫行皮中之象，为其欲汗不得也。何以服汤后反见此状，谬三。此必浅人增注，特标出之）。

伤寒，八九日，风湿相抟，身体疼烦，不能自转侧，不呕不渴，脉浮虚而涩者，桂枝附子汤主之。若大便坚，小便自利，去桂枝加白术汤主之。

桂枝附子汤方

桂枝四两　附子三枚（炮，去皮，破八片）　　生姜三两（切）　　甘草二两（炙）　大枣十二枚（擘）

上五味，以水六升，煮取二升，去滓，分温三服。

白术附子汤方

白术一两　附子一枚（炮，去皮）　甘草二两（炙）　生姜一两半　大枣六枚

上五味，以水三升，煮取一升，去滓，分温三服。一服觉身痹，半日许再服，三服都尽，其人如冒状，勿怪。即是术、附并走皮中，逐水气，未得除故耳。

此条见太阳篇，说解详《伤寒发微》。于"不呕不渴"及"大便坚，小便自利"二证，辨析至为明了，兹特举其未备者言之。桂枝附子汤，为阳旦汤变方，而要有差别。阳旦之证，表阳盛而营血未为湿困，故加桂以助芍药之泄营，此证脉见浮虚而涩。表阳已虚，营血先为湿困，故但加熟附以温里，以营虚不可泄，而去疏泄营气之芍药。阳旦所以用生附者，所以助里阳而泄在表之水气也。此用熟附三枚者，所以助表阳而化其湿也。彼为表实，此为表虚也。顾同一"风湿相抟，身体疼烦，不能转侧，不呕不渴"之证，何以大便燥小便自利者，便须加白术而去桂枝，加术为祛湿也。大便坚小便自利，似里已无湿，而反加白术；身烦疼不能自转侧，似寒湿独留于肌腠，而反去解肌之桂枝，此大可疑也。不知不呕不渴，则大便之坚直可决为非少阳阳明燥化。小便自利，则以阳气不行于表，三焦水道以无所统摄而下趋也。盖此证小便色白，故用附子以温肾。湿痹肌肉，故加白术以扶脾。但使术、附之力，从皮中运行肌表，然后寒湿得从汗解，津液从汗后还入胃中，肠中乃渐见润泽，大便之坚固，当以不治治之。

【附】服白术附子汤后见象解

《商书》云："若药勿瞑眩，厥疾弗瘳。"旨哉言乎！篇中大剂每分温三服，独于白术附子汤后，详言一服觉身痹。痹者，麻木之谓。凡服附子后，不独身麻，即口中额上俱麻，否则药未中病，即为无效。予当亲验之。继之曰："三服都尽，其人如冒状，勿怪。即术、附并走皮中，水气未得除故耳。"夫所谓冒者，如中酒之人，欲呕状，其人头晕眼花，愦愦无可奈何，良久朦朦睡去，固已渍然汗出而解矣。此亦余所亲见，独怪今之病家，一见麻木昏晕，便十分悔恨，质之他医，又从而痛诋之。即病者已愈，亦称冒险，吾不知其是何居心也。

风湿相抟，骨节疼烦掣痛，不得屈伸，近之则痛剧，汗出，短气，小便不利，恶风不欲去衣，或身微肿，甘草附子汤主之。

甘草附子汤方

甘草二两（炙）　　附子二枚（炮去皮）　　白术二两　　桂枝四两

上四味，以水六升，煮取三升，去滓，温服一升，日三服，初服得微汗则解，能食。汗出复烦者，服五合，恐一升多者，宜服六七合为妙。

此与上节并见《太阳篇》，于《伤寒发微》中言之已详，兹复略而言之。盖水与湿遇寒则冰，遇热则融，此理之最易明者也。风湿相抟，至于骨节疼烦掣痛不得屈伸，近之则痛剧，此可见寒湿流入关节，表里气血隔塞不通（此与疮疡作痛略同，盖气血以不通而痛也）。不通则痛，此证暴发为湿，积久即成历节。汗出短气，亦与历节同。湿犹在表，故恶风不欲去衣，或身微肿，不似历节之纯为里证。风阳引于外，故小便不利。惟证情与历节同源，故方治亦相为出入。甘草附子汤，用甘草、白术、桂枝，与桂枝芍药知母同。用熟附子二枚，与乌头五枚、炙草三两同。惟一身微肿，似当用麻黄以发汗。仲师弃而不用者，正以湿邪陷入关节，利用缓攻也。否则发其汗而大汗出，风去而湿不去，庸有济乎？

太阳中暍，发热，恶寒，身重而疼痛，其脉弦细芤迟，小便已，洒洒然毛耸，手足逆冷，小有劳，身即热，口开前板齿燥。若发其汗，则恶寒甚。加温针，则发热甚。数下之，则淋甚。

中暍系在太阳，则伏气之说，正当不攻自破。发热恶寒，似伤寒。身重疼痛，似风湿。小便已洒洒然毛耸，手足逆冷，又似表阳大虚。所以有此见象者，夏令天气郁蒸，汗液大泄，则其表本虚，表虚故恶寒。感受天阳，故发热。加以土润溽暑，地中水气上升，易于受湿，湿甚，故身重而体痛。小便已，洒洒然毛耸者，暑令阳气大张，毛孔不闭，表虚而外风易乘也。所以手足逆冷者，暑湿郁于肌肉，脾阳顿滞，阳气不达于四肢也。是证营卫两虚，卫虚故脉见弦细，营虚故脉见芤迟。"小有劳，身即热，口开，前板齿燥"，此证要属阴虚。卫阳本虚之人，发汗则卫阳益虚，故恶寒甚。阴虚之人而加温针，故发热甚。营阴本虚之人，下之则重伤其阴，故淋甚。此证忌汗、下、被火，与太阳温病略同，但彼为实证，故汗、下、被火后，多见实象。此为虚证，故汗、下、温针后，多见虚象。要之为人参白虎、竹叶石膏诸汤证，固不当以形如伤寒，妄投热药也。

太阳中热者，暍是也。汗出，恶寒，身热而渴，白虎加人参汤主之。

白虎加人参汤方

知母六两　　生石膏一斤（碎绵裹）　　甘草二两（炙）　　粳米六合　　人参三两

上五味，以水一斗，煮米熟，汤成去滓，温服一升，日三服。

暴行烈日之中，则热邪由皮毛入犯肌腠，于是有太阳中热之病。外热与血热并居，则身热而汗出。暑气内侵，胃液旁泄为汗，则胃中燥热，因病渴饮。寒水沾滞，卫阳不固皮毛，故表虚而恶寒。陈修园谓太阳以寒为本，虽似相去不远，究不免失之含混。此证用人参白虎汤，与太阳篇"口燥渴，心烦，微恶寒"同，然则本条所谓恶寒，与伤寒中风之恶寒甚者，固自不同也。

太阳中暍，身热疼重，而脉微弱，此以夏月伤冷水，水行皮中所致也。一物瓜蒂汤主之。

瓜蒂汤方

瓜蒂二十个

上剉，以水一升，煮取五合，去滓顿服。

夏令地中水气随阳上蒸，是为暑。暑者，湿热相抟之动气也。此气不着于人体则已，着于人体，无有不身热疼痛者，以有热复有湿也。但此证脉当浮大，所以然者，以血受阳热蒸化，脉道中热度必高，高者脉大，有表热而病气在肌肉，属太阳部分之第二层，与中风同。其脉当浮，而反见微弱之脉者，是非在浚寒泉恣其盥濯，或者中宵露处，卧看星河，皮中汗液未出者，乃一时悉化凉水，此即心下有水气之水，不由外入。水渍皮中，因病疼重。暴感阳热，转被郁陷，因病身热。瓜蒂苦泄，能发表汗，汗出热泄，其病当愈。《伤寒发微》中附列治验，兹不赘述（予意浮萍煎汤熏洗，亦当有效，他日遇此证，当试验之）。

百合狐惑阴阳毒病证治第三

论曰："百合病者，百脉一宗，悉致其病也。"意欲食，复不能食。常默然，欲卧不能卧，欲行不能行，饮食或有美时，或有不欲闻食臭时，如寒无寒，如热无热，口苦，小便赤，诸药不能治，得药则剧吐利，如有神灵者。身形如和，其脉微数。每溺时头痛者，六十日乃愈。若溺时头不痛，淅淅然者，四十日愈。若溺快然，但头眩者，二十日愈。其证或未病而预见，或病四五日而出，或二十日，或一月后见者，各随证治之。

百合之病，余未之见，然意则可知。仲师以"百脉一宗，悉致其病"为提纲，即可知其病在肺。盖饮食入胃，由脾阳运行上承于肺，肺乃朝百脉而输精皮毛。百脉精液得以沾溉而不燥者，肺为水之上源，足以贯输而不竭也。故肺主一身治节，而独为五脏主。肺主皮毛，过于发汗，则肺液由皮毛外泄，而水之上源一竭。肺与大肠为表里，过于攻下，则太阳寒水由大肠下陷，而水之上源再竭。咽为食管，喉为气管，并接会厌，吐之太过，则胃液竭而肺液亦伤，而水之上源三竭。三者之中，苟犯其一，则肺必燥。肺燥则无以滋溉百脉，而百脉俱病。加以肺阴虚耗，病延血分，阴络内伤，肠中败血瘀阻。或由上源虚耗，胃中生燥，因病渴饮。或久渴不愈如消渴状。况肺阴一虚，易生内热。水泽不降，虚阳外浮，是生表热。病情不同，皆当以补肺之百合为主治之方药，此百合病之大略，可由方治而揣测者也。肺阴不濡，则浊气不降，清气不升，诸脏之气，悉为顿滞，是故胃气顿滞，则欲食而不能食。

意兴萧索，百事俱废，故常默然。且肺阴不降，胆火上逆，因病烦躁，故欲卧不能卧，欲行不能行。肺阴虽伤，胃气尚存，故饮食或有美时。然以筋脉懈弛，不能动作，中脘易于停顿，故或有不欲闻食臭时。肺主皮毛，肺阴伤则卫阳不能卫外，微觉恶风，故似寒无寒。津液不濡皮毛，时苦干燥，故如热无热。口苦者，肺阴不能滋溉中脘而胆胃燥也。小便赤者，水之上源不足而下焦热郁也。溺时头痛者，水液下泄，郁热上冲于脑也。冲激不甚，则太阳穴经脉跳动，而但见淅淅然似痛非痛。小便畅适，但有浮阳上冒，而病头弦，则其病更轻。若不知其肺阴之虚，而误投药剂，热药入口即吐，为其阴虚而内热也。凉药入胃即利，为其初无实热也。所谓如有神灵者，正如《左氏传》所云晋候梦二竖，居膏之上，肓之下，药所不能攻，针所不能达，使良医无能为力也。但病者身形虽如微和，其脉必见微数，微数者，肺阴亏而水之上源不足以溉五脏而濡百脉，五脏热郁而经脉俱燥也。故此证但补肺阴，而诸恙不治当愈。譬之发电总机一开，而万灯齐明，万机齐动，所谓伏其所主也。此证或未病而见者，肺阴先虚也。或既病而见者，肺阴因病而虚也。或二十日、一月后见者，则药误也。所以致此病者不同，故治法亦略有差别。此证大抵出于失志怀忧之人，平时本郁郁不乐，以致此病一发，行住坐卧饮食，不能自主。若有鬼物驱遗之者，口中喃喃，时欲速死，又如前生怨鬼索命。世无良医，无怪乡愚病此，召幽灵而女巫唱秋坟之鬼曲，设醮坛而道士擅司令之淫威，未收愈疾之功，而已室如悬磬矣，哀哉！

百合病，发汗后者，百合知母汤主之。

百合知母汤方

百合七枚（擘）　　知母三两

上先以水洗百合，渍一宿当白沫出，去其水，别以泉水二升，煎取一升，去滓，别以泉水二升，煎知母，取一升。后合煎一升五合，分温再服。

百合病，下之后者，百合滑石代赭汤主之。

百合滑石代赭汤方

百合七枚（擘）　　滑石三两（碎绵裹）　　代赭石如弹丸大一枚（碎绵裹）

上先煎百合如前法，别以泉水二升，煎滑石、代赭取一升，去滓后合和重煎，取一升五合，分温再服。

百合病，吐之后者，百合鸡子汤主之。

百合鸡子汤方

百合七枚（擘）　　鸡子黄一枚

上先煎百合如前法，内鸡子黄搅匀，煎五分温服。

百合病，不经吐下发汗，病形如初者，百合地黄汤主之。

百合地黄汤方

百合七枚（擘）　　生地黄汁一升

上先煎百合如前法，内地黄汁，煎取一升五合，分温再服。中病勿更服，大便当如漆。

太阳寒水，由三焦下达膀胱为溺，由肾阳蒸化膀胱，外出皮毛为汗，故溺与汗为一源。寒水下陷，轻则为蓄水，重则为蓄血。汗之由肺出皮毛者，属水分。由脾出肌腠者，属血分。故血与汗为同体。营为血之精，行于脉中，卫为水之精，行于脉外。人一身之水，藉血热而化气，故肌腠孙络温而后皮毛固。一身之血，得水液而平燥，故三焦水道通而后血海濡。今以方治为标准，可知病之轻重。汗伤肺阴者，治以百合知母汤，但滋肺阴已足。下后水液下出大肠，由腑病累及藏阴，湿热逗留为病，则治以百合滑石代赭汤。吐后液亏，阳气上冒，累及主脉之心脏，而怔忡不宁，或至不能卧寐，则治以百合鸡子黄汤。此其易知者也。惟不经吐下发汗，而见百脉俱病，自来注家，未有知其病由者。陈修园知其病在太阳，不能从《伤寒》太阳篇悟到太阳之变证。黄坤载识为瘀浊在里，不能定瘀浊之名。识病而不能彻底，非所以教初学也。予以为此证直可决为太阳标热内陷蒸成败血之证，故方治用百合七枚以清肺，用生地黄汁一升以清血热（一升约今一大碗，须鲜生地半斤许）。血热得生地黄汁清润，则太阳标热除，败血以浸润而当下。观其分温再服，大便如漆，可为明证矣。

【按】肠中本无血，惟热郁蒸腐经络乃有之，此亦利下脓血之类，观于病蓄血者大便必黑，于此证当可了解。

百合病，一月不解，变成渴者，百合洗方主之。

百合洗方

百合一升，以水一斗，渍之一宿，以洗身。洗已，食煮饼，勿以咸豉也。

病至一月不解，则肺阴伤于里而皮毛不泽，脾阳停于里而津液不生，内外俱燥，遂病渴饮。此非水气停蓄，阻隔阴液而不能上承，不当用猪苓、五苓之方治治之。仲师主以百合洗方，洗已，食以不用咸豉之蒸饼，其意与服桂枝汤后之啜热粥略同。盖食入于胃，营气方能外达，与在表之卫气相接，然后在表之药力，乃得由皮毛吸入肺脏，而燥热以除，所谓营卫和则愈也。其不用咸豉，以百脉既病，不当走血故也。

百合病，渴不解者，栝楼牡蛎散主之。

栝楼牡蛎散方

栝楼根、牡蛎（熬）等份

上为细末，饮服方寸匕，日三服。

百合洗方，所以润肺主之皮毛，以肺脏张翕之气，原自与皮毛之张翕相应，易于传达，譬之百川赴海，一区所受，万派同归。又惧其未也，更食煮饼以助脾阳，使里气外出，引药力内渍肺脏，而其为渴当差。其不差者，必浮阳上升，肺脏之受灼特甚也。栝楼根清润生津，能除肺胃燥热而濡筋脉，观柔痉用栝楼桂枝汤可知。牡蛎能降上出之浮阳，观伤寒柴胡龙牡救逆汤可知，合二味以为方治，即降浮阳，又增肺液，渴有不差者乎。然必杵以为散者，则以病久正气不支，药当渐进也。试观久饥之人，骤然饱食则死，徐饮米汤则生，可以知用药之缓急矣。

百合病，变发热者，百合滑石散主之。

百合滑石散方

百合一两（炙）　滑石三两

上二味为散，饮服方寸匕，日三服。当微利者，止服，热则除。

人体之腑脏，清阳内涵则凉，浊阴内蕴则热。伤寒传阳明，由于胃浊失降，其明证也。百合病内脏虽燥，其初固无表热。变热者，久郁而生热也。

此证阳气与阴液俱虚。肠胃初无宿食，欲去郁热，三承气汤俱非所宜。白虎竹叶石膏虽能清热，而不能疏其瘀滞。仲师立方，用百合滑石散，滑石剂量三倍于百合，百合以润燥，滑石以清热，石质重滞，取其引热下行，但使服后微利，其热当除。所以用散者，亦因病久正虚，不宜汤剂也。

百合病，见于阴者，以阳法救之，见于阳者，以阴法救之。见阳攻阴，复发其汗，此为逆。见阴攻阳，乃复下之，此亦为逆。

见于阳者，以阴法救之，盖统上七节言之。水液不足，卫阳大伤，故曰见于阳。养阴泄热，故曰以阴法救之。百合病为似病非病之证，所谓见于阴者以阳法救之，本篇既不列病状，又无方治，读《金匮》者，不无疑窦。不知肺阴既伤，阳气外浮，故用百合养其肺阴。若营阴不达，当以扶助脾阳主治，即不当用百合，且不得谓之百合病矣。岂能更列于本篇乎？

【按】太阳篇云："病人脏无他病，时发热自汗出而不愈者，此卫气不和也。先其时发汗则愈，宜桂枝汤。"此证卫强营弱，为阴，故曰见于阴。桂枝汤能振脾阳，故曰以阳法救之。若夫阳浮于外，复发汗以戕里阴，阳乃益无所制，阴盛于里，复下之以伤中阳，阴乃寖成寒中，故皆为逆也

狐惑之为病，状如伤寒，默默欲眠，目不得闭，卧起不安，蚀于喉为惑，蚀于阴为狐。不欲饮食，恶闻食臭，其面目乍赤乍黑乍白，蚀于上部则声嗄，甘草泻心汤方主之。蚀于下部则咽干，苦参汤洗之。蚀于肛者，雄黄熏之。

甘草泻心汤方

甘草四两（炙）　黄芩、干姜、人参各三两　半夏半升　黄连一两
大枣十二枚

上七味，以水一斗，煮取六升，去滓，再煎，取三升，温服一升，日三服。

苦参汤方

苦参一升，以水一斗，煎取七升，去滓，熏洗，日三。

雄黄熏法

雄黄一味为末，筒瓦二枚合之，烧，向肛熏之。

狐，淫兽也，《诗》有"狐绥绥"，为寡妇欲嫁鳏夫而作。《左氏春秋》秦人卜与晋战，其繇曰："千乘三去，三去之余，获其雄狐。"占之曰："夫狐蛊，必其君也。"盖晋惠公蒸于贾君，有人欲而无天理，故秦人以狐名之，此可证狐为淫病矣。又晋候有疾篇，有"晦淫惑疾"之文。下文申之曰："夫女，阳物而晦时，淫则有内热惑蛊之疾。"内热为女劳疸，惑、蛊为二证。惑即本篇虫蚀之证，蛊则聚毒虫于瓮，令自相食。或用虾蟆，或用蜈蚣，最后存其一，即为蛊。相传南方有此术，妇人于其所爱者将行，以蛊灰暗投饮食中，约期不至，即毒发而死。《左氏传》以三证并称，又可证惑为淫病矣。以理断之，直今之梅毒耳。盖阴阳二电，以磨擦生火，重之以秽浊虫生，遂成腐烂。蚀于喉为惑，蚀于阴为狐，不过强分病名，而其实则一。

【按】此证先蚀于阴，阴蚀已，则余毒上攻而蚀于喉，并有蚀于鼻者，俗谓之开天窗。譬之郁伏之火，冒屋而出也。鼻烂尽，其人可以不死。蚀于上部则声嗄，会厌穿也。蚀于下部则咽干，火炎上也。惟蚀于肛者甚少，或者其变童欤？世所称龙阳毒，盖即指此。所以状如伤寒者，以头痛言也。毒发于宗筋，则其热上冲于脑而头痛，俗谓之杨梅风，宜水磨羚羊角以抑之。所以默默欲眠，起则颠眩者，小便数而痛剧也（或用车前草汁饮之，间亦有小效）。所以目不得闭，卧起不安者，昼夜剧痛，欲卧而不得也。所以不欲饮食，恶闻食臭者，小便结于前，故不欲饮，大便闭于后，故不欲食。浊阴不降，中气顿滞，故恶闻食臭。热毒攻于上，故面目乍赤。脓血成于下，故面目乍黑。营气既脱，加以剧痛，故面目乍白。以仲师方治考之，狐惑之为虫病，灼然无可疑者。苦参汤洗阴蚀，则以苦参味性寒，兼有杀虫功用也。雄黄末熏肛蚀，亦以雄黄功用，去毒而兼能杀虫也。然则蚀于上者，何不用杀虫之品？曰："病起于下，虫即在下，蚀于喉，不过毒热上攻耳。"（此与厥阴证之口伤烂赤同）故重用解毒之甘草为君，半夏、黄连以降之，黄芩以清之，恐其败胃也，干姜以温之，人参、大枣以补之。其不用杀虫之药者，口中固无虫也。陈修园不知此证之为梅毒，乃至欲借用乌梅丸。夫谁见乌梅丸能愈梅毒者乎！亦可笑已。

病者脉数，无热，微烦，默默但欲卧，汗出，初得之三四日，目赤如鸠眼，七八日，目四眦黑，若能食者，脓已成也。赤豆当归散主之。

赤豆当归散方

赤小豆三升（浸令芽出曝干）　当归十两

上二味，杵为散，浆水服方寸匕，日三服。

文曰："脉数，无热，微烦，但欲卧，汗出。"夫无热脉数，此为阳中有痈。自汗出为脓未成，肠痈条下已历历言之，惟痈将成之状，疮痈篇初无明文。此云："初得之三四日，目赤如鸠眼。"内热蕴蒸之象也。又云："七八日，目四眦皆黑。若能食者，脓已成也。"目四眦黑，为内痈已腐，而败血之色外见，此当是疮痈篇诸痈肿节后脱文，传写者误录于此。赤豆当归散治肠中所下之近血，则此条当为肠痈正治。妇人腹中痛用当归散，亦以其病在大肠而用之。可见本条与狐惑篇阴阳毒绝不相干，特标出之。以正历来注家之失。

阳毒之为病，面赤斑斑如锦纹，咽喉痛，吐脓血，五日可治，七日不可治，升麻鳖甲汤主之。

阴毒之为病，面目青，身痛如被杖，咽喉痛，五日可治，七日不可治。升麻鳖甲汤去雄黄蜀椒主之。

升麻鳖甲汤方

鳖甲手指大一片（炙）　雄黄半两（研）　升麻、当归、甘草各二两
蜀椒（炒去汁）一两

上六味，以水四升，煮取一升，顿服之，老小再服，取汗。《肘后》《千金方》阳毒用升麻汤，无鳖甲，有桂。阴毒用甘草汤，无雄黄。

邪中之人，血热炽盛为阳，血寒凝结为阴，此不难意会者也。然则阴阳毒二证，虽未之见，直可援症状而决之。阳毒为阳盛之证，热郁于上，故面赤斑斑如锦纹。热伤肺胃，故吐脓血。阴毒为凝寒之证，血凝而见死血之色，故面目青。血凝于肌肉，故身痛如被杖。二证皆咽痛者，阳热熏灼固痛，阴寒凝阻亦痛。咽痛同而所以为咽痛者不同。以方治论，则阳毒有虫，阴毒无虫，譬之天时暴热，则蠲虫咸仰；天时暴寒，则蠲虫咸俯。盖不独阳毒方治有杀虫之川椒、雄黄，而阴毒无之，为信而有征也。方中升麻，近人多以为升提之品，在《本经》则主解百毒，甘草亦解毒，则此二味实为二证主要。鳖甲善攻，当归和血，此与痈毒用炙甲片同。一以破其血热，一以攻其死血

也。又按《千金方》阳毒升麻汤无鳖甲有桂，阴毒甘草汤无雄黄。以后文"水四升，煮取一升，顿服，取汗"观之，似升麻鳖甲汤中原有桂枝，后人传写脱失耳。

疟病脉证并治第四

师曰："疟脉自弦，弦数者多热，弦迟者多寒，弦小紧者下之差。弦迟者可温之，弦紧者可发汗针灸也，浮大者可吐之。弦数者风发也，以饮食消息止之。"

弦为少阳之脉，此尽人之所知也。然疟病何以属少阳，则以手少阳三焦寒水不得畅行皮毛之故。究其病由，厥有数因。人当暑令，静处高堂邃宇，披襟当风，则汗液常少，水气之留于皮毛之里者必多，秋风一起，皮毛收缩，汗液乃凝冱于肌理，是为一因。劳力之人，暑汗沾渍，体中阳气暴张，不胜烦热，昼则浴以凉水，夜则眠当风露，未经秋凉，皮毛先闭，而水气留着肌理者尤多，是为二因。又或秋宵苦热，骤冒晓凉，皮毛一闭，水气被遏，是为三因。三因虽有轻重之别，而皮里膜外，并留水气，故其脉皆弦。痰饮之脉必弦者，由其有水气故也。太阳寒水痹于外，一受秋凉，遂生表寒。营血受压，与之相抗，是生表热。故有寒热往来之变。惟水气轻者，随卫气而动，休作日早，其病易愈。水气重者，随营血内伏，休作日晏，其病难愈。血热内张，故脉弦数而多热。水寒外胜，故脉弦迟而多寒。长女昭华治多热者，用小柴胡汤加石膏、知母，治多寒者，则加干姜、桂枝，此本孙氏《千金方》，每岁秋间，治愈者动至数十人，足补仲师方治之阙。至如弦小紧者下之差，或不尽然。所谓小紧者，或即温疟其脉如平之谓。盖温疟之为病，但热不寒，即寒亦甚微，渴饮恶热，不胜烦苦。本属阳明热证，用桂枝白虎汤后，表虽解而腹及少腹必胀痛，即不痛，亦必大便不行。予尝治斜桥一妊妇，先病温疟，继病腹痛，先用桂枝白虎汤，愈后，继以腹痛下利，用大承气汤而愈，后治一年近不惑之老人亦然，可见下之而差，为温疟言之。辛未六月，浦东门人吴云峰患间日疟，发则手足挛急麻木，口苦吐黄水，午后热盛谵语，中夜手足不停，脉滑数而弦，用大柴胡汤下之，一剂而差。此可证当下之疟脉，不定为弦小紧矣。迟为血寒，故弦迟者可温之。弦紧为太阳伤寒之脉，水气留着皮毛，故可发汗。留着肌腠，故可针灸。浮大之脉，阳气上盛，证当自吐，不吐其胸必闷，故可用瓜蒂赤小豆散以吐之。至谓弦数者为风发，证状未明，以理断之，大约风阳暴发，两手拘挛，卒然呕吐。若吴生之证，所谓以饮食消息止之者，不过如西瓜汁、芦根汤、菜豆汤之类，清其暴出之浮阳，然究不如大柴胡汤，可以剿除病根也。惟此证病后胃气大伤，饮食少进，当以培养胃气为先务，此又不可不知耳。

病疟，结为癥瘕，如其不差，当云何？师曰："此名疟母，急治之。以月一日发，当十五日愈。设不差，当月尽解。宜鳖甲煎丸。"

鳖甲煎丸方

鳖甲十二分（炙）　乌扇三分（烧，即射干）　黄芩三分　柴胡六分　鼠妇三分（熬）　干姜、大黄、桂枝、石韦（去毛）、厚朴、紫葳（即凌霄）、半夏、阿胶各三分　芍药、牡丹（去心）、䗪虫、葶苈、人参各一分　瞿麦二分　蜂巢四分（炙）　赤硝十二分　蜣螂六分（熬）　桃仁二分（去皮尖研）

上二十三味为末，取煅灶下灰一斗，清酒一斛五升浸灰，俟酒尽一半，着鳖甲于中，煮令泛滥如胶漆，绞取汁，内诸药煎为丸。如梧子大，空心服七丸，日三服。《千金方》用鳖甲十二片，又有海藻三分，大戟一分，无鼠妇、赤硝二味。

病疟之由，不外寒热，早用加减小柴胡汤，何至十五日、一月而始愈。况一月不差，结为癥瘕之说，尤不可信，此传写之误也。疟母之成，多在病愈之后，岂有疟未差而成疟母者。此痞或在心下，或在脐下，大小不等，惟鳖甲煎丸至为神妙，或半月而消尽，或匝月而消尽。予向治朱姓板箱学徒，及沙姓小孩亲验之。盖此证以寒疟为多，胎疟亦间有之，他疟则否。北人谓疟为脾寒，南人谓无痰不成疟，二者兼有之。脾为统血之脏，脾寒则血寒，脾为湿脏，湿胜则痰多，痰与血并，乃成癥瘕。方中用桃仁、䗪虫、蜣螂、鼠妇之属以破血，葶苈以涤痰，君鳖甲以攻瘕，而又参用小柴胡汤以清少阳，干姜、桂枝以温脾，阿胶、芍药以通血，大黄、厚朴以调胃，赤硝、瞿麦以利水而泄湿，疟母乃渐攻而渐消矣。细玩此节文义，当云："病疟结为癥瘕，如其不差当云何？"师曰："名曰疟母，当急治之，以月一日发，当十五日愈。设不差，当月尽解。宜鳖甲煎丸。"陈修园、黄坤载辈望文生训，殊欠分晓。

师曰："阴气孤绝，阳气独发，则热而少气。烦冤，手足热而欲呕，名曰瘅疟。若但热不寒者，邪气内藏于心，外舍分肉之间，令人消烁肌肉。"

此节为温疟标准，阴气孤绝，或由汗出太过，或由亡血失精，水分不足，血热独强。温疟之证，其脉不弦者，水分虚也。水分不足，则亢阳无制，是为厥阳独行，故此病不发，则如平人，一发即身热如灼，渴欲饮冷，气短胸闷，其苦不可言喻。手足热者，谓不似寻常疟证，手足尚见微寒也。欲呕者，阳气上亢，胆胃逆行也。但热不寒，故名瘅疟（《说文》："瘅，劳也。"人劳则阳气张，观于劳力之人，虽冬令多汗，阳气以用力外出之明证也）。邪气内藏于心，外舍于分肉之间，不过形容表里俱热，非谓心脏有热，各脏各腑无热也。予谓胃主肌肉，观下文肌肉消烁，此证当属阳明。原人一身肌肉，由水分与血分化合，水液本自不足，又经表里俱热，亢热熏灼，血分益增枯燥，则既类尧肌如腊，欲求如郭重之肥，见恶于季康子者，不可得矣。大肉痿陷，大骨枯槁，能久存乎。

温疟者，其脉如平，身无寒，但热，骨节烦疼，时呕，白虎加桂枝汤主之。

白虎加桂枝汤方

知母六两　　石膏一斤　　甘草二两（炙）　　粳米二合　　桂枝三两

上五味，以水一斗煮米熟，汤成去滓，温服一升，日三服。

温疟之为病，太阳标热并入阳明之证也。太阳之气不宣，则阳明之热不去，此仲师用桂枝白虎汤之义也。外无水气压迫，故其脉不弦。一身无寒但热，骨节烦疼，及腰酸时呕，则诸疟并有之，不惟温疟为然。此于诊病时亲见之，但不如温疟之甚耳。独怪自来注家，多称"冬不藏精，水亏火盛"。若《内经·疟论》"冬中风寒，气藏骨髓，遇大暑而发"云云，尤为荒诞。治贵实验，安用此浮夸之言，使非阳明实热，何以温疟服桂枝白虎汤愈后，乃又有大承气汤证耶？

> 疟多寒者，名曰牡疟。蜀漆散主之。

蜀漆散方

蜀漆（洗去腥）　　云母石（烧二日夜）　　龙骨各等份

上三味，杵为散，未发前，以浆水服半钱匕。

疟之所以多寒者，皮毛为水气所遏，阳气不得宣也。水气留于上膈，则寝成痰涎，故世俗有"无痰不成疟"之说。蜀漆为常山苗，能去湿痰，故用之以为君。云母石《本经》主治中风寒热，如在舟车，是为止眩晕镇风阳之品。龙骨当为牡蛎之误，《本经》牡蛎主治咳逆，并言治痰如神，水归其宅。可见蜀漆散方治，专为风痰眩晕而设。盖上膈之湿痰去，然后阳气得以外达，益可信无痰不成疟之说，为信而有征矣。

补三阴疟方治。

疟之轻者日发，血分热度渐低则间日发，热度更低则间二日发，世俗谓之三阴疟。然此证仲师既无方治，俗工又不能医，故常有二三年始愈者。予蚤年即好治病，有乡人以三阴疟求诊，诊其脉，迟而弱。予决其为正气之虚，为之凝方。后此乡人愈后，将此方遍传村巷，愈十余人。后于李建初书塾诊其侄克仁之子，脉证并同，即书前方授之，二剂愈。名常山草果补正汤，此方并治虚疟。癸酉十月初三日，麦加利银行茶役韩姓子，寒热日三四度发，服此汗出而愈。方用常山四钱，草果四钱，生潞党五钱，茯苓四钱，全当归八钱，生白术四钱，炙草五钱，川芎三钱，熟地一两，小青皮三钱，知母二钱，半夏三钱，生姜八片，红枣九枚。

中风历节病脉并治第五

夫风之为病，当半身不遂，或但臂不遂者，此为痹。脉微而数，中风使然。

不明风之为义，不足以知中风之病。譬之惊飙乍发，林木披靡，风从东受，则木靡于西。风从西来，则木靡于东。本体所以偏斜不正者，风力之所著，偏也，故口眼㖞僻，半身不遂。所受之风，虽有轻重，而一面之暴受压迫则同。然则风之着于人体者，偏左病即在左，血气乃受约而并于右。偏右病即在右，血气乃受约而并于左。血气不行之手足，乃废而不用，故曰："当半身不遂"。但臂不遂者，此为寒湿痹于筋络，当用威灵仙、独活等合桂枝附子汤以治之，不当与中风同治矣。脉为血分盈虚之大验，血虚故脉微（与《伤寒·太阳篇》脉微脉涩同）。风为阳邪，其气善于鼓动，故脉数。盖脉微者不必数，虚固多寒也。脉数者不必微，热固多实也。今半身不遂，脉微而有数象，故决为中风使然。然则卒然晕倒痰涎上涌，两脉但弦无胃者，岂得谓之中风耶？予常治四明邹炳生右手足不用，与无锡华宗海合治之，诊其脉，微而数，微为血虚，其人向患咯血便血，营分之虚，要无可疑。日常由外滩报关行，夜半回福田庵路寓所，风邪乘虚，因而致病，以伤寒之例求之，则脉浮为风。以杂病之例求之，则数亦为风。疟脉之弦数为风发，可为明证。予因用麻黄汤外加防风、潞参、当归、川芎、熟地等味，宗海针手足三里、风池、委中、肩井、合谷、环跳、跗阳、丰隆、离钩等穴而灸之，三日即能步行。独怪金元四家，主痰主火主风，而不辨其为虚，根本先谬，独不见候氏黑散有人参、芎、归以补虚，风引汤重用龙骨、牡蛎以镇风阳之犯脑耶！又不见防己地黄汤之重用地黄汁耶！

寸口脉浮而紧，紧则为寒，浮则为虚。寒虚相抟，邪在皮肤。浮者血虚，络脉空虚，贼邪不泻，或左或右。邪气反缓，正气即急。正气引邪，喝僻不遂。邪在于络，肌肤不仁。邪在于经，即重不胜。邪入于腑，即不识人。邪入于脏，舌即难言，口吐涎沫。

《伤寒论》有"中风"，杂病论亦有"中风"，同名而异病，究竟是一是二，此不可以不辨也。仲师云："寸口脉浮而紧，紧则为寒，浮则为虚，寒虚相抟，邪在皮肤。"此即太阳伤寒麻黄汤证也。此时营血不虚，络脉中热血出而相抗，因病发热，表气未泄，则犹宜麻黄汤。设汗液从皮毛出，即当用中风之桂枝汤以助脾阳，俾风邪从络脉外泄，然此为营血不虚者言之也。营血不虚，则所中者浅，而其病为《伤寒论》之"中风"。营血既虚，则所中者深，而其病即为杂病论之中风。是故素病咯血便血之人，络脉久虚，伤寒正治之法，遂不可用，《伤寒论》所以有"亡血不可发汗"之戒也。脾为统血之脏而主四肢，风中络脉，乃内应于脾而旁及手足，于是或左或右而手足不举矣，故其病源与太阳篇之中风同，而要有差别。风着人体，外薄于皮毛肌腠，散在周身，则气散而缓，惟偏注于一手一足，则气聚而急。邪薄于左，则正气并于右，薄于右，则正气并于左。正气以并居而急，邪乃从之，因有口眼喝斜半身不遂之变。风之所著受者见斜，昔之诗人有"寒食东风御柳斜""轻燕受风斜"之句，可为喝僻偏枯之明证已，至如后文所列四证，惟入于脏一条，为半身不遂者所必有，其余不过连类及之。夫所谓"邪在于络，肌肤不仁"者，则风与寒湿相杂之证也。湿凝于肌，则络为之痹，故有不痛不痒麻木不仁者，亦有湿胜而成顽癣者，此证治之未必即愈，不治亦必无死法，是为最轻。所谓"邪在于经，即重不胜"者，以太阴经病言也。盖风之中人，皆由血虚，风从肌腠而入，阻遏脾阳，阳气不达于肌肉，则身为之重。此风湿为病，脉浮身重，防己黄芪汤证也。所谓"邪入于腑，即不识人"者，以阳明腑病言也。风之中入，由于血虚，虚则生燥，如吐下后大便不解者。然不识人者，即《阳明篇》"发则不识人"之证，盖燥热在下，则阳气上冲于脑，而神志昏蒙，下之以大承气汤，脑中阳热下降，神志即清，所谓釜底抽薪也。惟入脏之说，向无确解，陈修园主心肾，黄坤载则主心肾脾，谓三脏之脉，俱连舌本，但未见愈疾之方，而空言聚讼，徒贻笑柄耳。世传中风不语用黄芪、防风各数两煎汤，以大盆盛之，置床下熏之，冷则再煎、再熏，一日即能言，此为黄九峰法。镇江蒋宝素用之入煎剂，名黄风汤（蒋为九峰门人，着有《医略》传世）。大抵正气引邪上行，脑气闭塞，鼻窍不通，喉窍独开，故口中流涎，所以难言者，脉为风激，血菀于脑，舌本之脉，牵掣而愈短也。黄风汤只二味，一以祛风，一以补正，先令从鼻窍熏入于脑，脑气一疏，则脉之牵掣者缓，舌即能转，鼻窍开而喉窍顺矣。章次公以脑为藏而不泻，卒厥为血菀于脑，故入脑亦名入脏。今西医亦以中风为脑充血，揆之此证，理解并合，山川可以崩竭，此议不可改也。

寸口脉迟而缓，迟则为寒，缓则为虚，营缓则为亡血，卫缓则为中风，邪气中经，则身痒而瘾疹，心气不足，邪气入中，则胸满而短气。

风之中人，必乘营血之虚，脉之所以迟也。营虚则风从卫分传入者，营血热度不足以相闭拒，风乃得乘闲而入，此中风之大略也。邪气中经，身痒瘾疹，当即世俗所谓风疹，其病犹在表也。予尝治其寿侄及上海姚金福室人，并以麻黄加术汤取效，又在清和坊治愈一老年妇人，亦用此方，可为明证。惟心营不足，风邪转而入里。夫胸为太阳出入之道路，上、中二焦，水气分布之总区也（西医谓之淋巴干）。风从皮毛入，遏其清阳之气，阻水液之散布，故令胸满而气短。仲师不出方治，窃谓常用桂枝汤去芍药加参、术、防风、黄芪，助心阳而补脾阴，使营气略和，风将自息，风引汤似不合病。

防己地黄汤

治病如狂状，妄行，独语不休，无寒热，其脉浮。

防己、甘草各一分　桂枝、防风各三分

上四味，以酒一杯渍之，绞取汁。生地黄二斤，㕮咀蒸之，如斗米饭，久以铜器盛药汁，更绞地黄汁和分再服。

不明病理者，不可与论古人之方治，盖风邪失表之证，往往随经而瘀热于里，太阳标热内陷，因致热伤血海，太阳证所以蓄血也。此节病由，曰："病如狂状，妄行，独语不休，无寒热，其脉浮。"此为中风而蓄血于下，与风吸百脉血窜脑部，舌难言而口吐涎者，正自不同。热结在里，故无表热。

病在太阳之腑，故脉浮。如狂、喜、妄，在伤寒为蓄血之证。"独语如见鬼状"为热入血室，仲师成例具在，不可诬也。惟伤寒之蓄血为血实，故用抵当汤、桃核承气汤以下之，中风则本由血虚（《伤寒论》所谓营弱卫强），虚者不可重虚，故可用防己地黄汤，重用地黄汁，以清瘀血，防己以泄湿，防风以疏风，甘草、桂枝以扶脾而解肌，此法正与百合证用地黄汁同，服后中病亦当大便如漆，蓄血同也。

方解附

侯氏黑散解

侯氏黑散：治大风，四肢烦重，心中恶寒，不足者。

菊花四十分　白术、防风各十分　桔梗八分　黄芩五分　细辛、干姜、人参、茯苓、当归、川芎、牡蛎、矾石、桂枝各三分

上十四味，杵为散，酒服方寸匕，日一服，初期服二十日，温酒调服，禁一切鱼肉、大蒜，常宜冷食，六十日止，即药积腹中不下也。热食即下矣，冷食自能助药力。

古人所立方治，一方有一方之作用，作用不可知，当于病理求之。一方有一方之主名，主名不可知，当于药味求之。侯氏黑散一方，主治大风，四肢烦重，心中恶寒，不足者。四肢烦重，为风湿痹于外。心中恶寒不足为气血伤于里，脾阳不达于四肢，故烦重。血分虚而热度不充内脏，故心中恶寒，此病理之易明者也。桂枝为《伤寒论》中风主药，防风以祛风（薯蓣丸用之），菊花能清血分之热（合地丁草能愈疗毒），黄芩能清肺热，白术、茯苓以祛湿，湿胜必生痰，故用桔梗以开肺，细辛、干姜、牡蛎以运化湿痰，但湿痰之生，由于气血两虚，故用人参以补气，当归、川芎以和血，此药味之可知者也。惟矾石一味，不甚了然，近代人张锡纯始发明为皂矾，按皂矾色黑，能染黑布，主通燥粪而清内脏蕴湿，张三丰伐木丸用之以治黄疸，俾内脏蕴湿，从大便而解者，正为此也。然则方之所以名黑散者，实以皂矾色黑名之，如黑虎丹、黑锡丹之例。要知病属气血两虚，风湿痹于表里，方治实主疏通，而不主固涩。女劳疸腹胀，治以硝石矾石散，亦此意也。由此观之，方后所云"初服二十日，温酒调服"者，冀药力之通行脉络也。"禁一切鱼肉、大蒜"者，恐其更增湿热，为药力之障碍也。至如四十日常宜冷食以助药力，特以

不用温酒言之。若四十日常食冷饭及粥，不病宿食，必病寒中。风疾未除，新病又作，治病者固当如是乎？盖皂矾热者速行，冷即缓下，所以欲药积腹中者，则以太阴蕴湿，有如油垢，非一过之水所能尽也。喻嘉言乃谓固涩诸药，使之积留不散，以渐填空窍，彼既误皂矾为明矾，于立方之旨已谬，岂知药积腹中，原不过欲其逾数时而后下，否则积六十日之药于腹中，其人已胀溃死矣。陈修园复亟称之，是何异瘖者之唱，聋者之听乎，亦可笑已。

风引汤解

风引汤：治除热瘫痫。

大黄、干姜、龙骨各四两　桂枝三两　甘草、牡蛎各二两　寒水石、滑石、赤石脂、白石脂、紫石英、石膏各六两

上十二味，杵，粗筛，以韦囊盛之，取三指撮，井花水三升煮沸，温服一升，治大人风引。少小惊痫瘛疭日数发。医所不疗，除热方。巢氏云："脚气宜风引汤。"

本条云："除热瘫痫"，方后附列服法及主治。又云："治大人风引，小儿惊痫瘛疭日数发，医所不疗，除热方"，病以风引为名，似当以半身不遂为主要，所谓正气引邪喝僻不遂者是也。但风起于四末，则为偏中风，中于头则为眩晕，以方治考之。治瘛疭必有验，治偏中必无济。所云"除瘫痫"者，不定以偏中言之也。血不过头，借如手上刀伤，以指捺伤处，按于颠顶，其血自止。惟风阳吸于上，则一身之气血，一时并入于脑，故有卒然晕倒，痰涎上涌而死者。热血菀于脑而脑膜为之暴裂也（西医谓"脑充血"）。血逆行于上，则百脉为之牵掣，小儿所以病瘛疭者，亦由于此。盖此类病证，胸中先有热痰，外风引之乃并热血而上入于脑，如风起水涌者然。方中大黄用以泄热，非以通滞，此与泻心汤治吐血同，所谓釜底抽薪也。干姜炮用，能止脑中上溢之血，向在常熟见某钱肆经理鼻衄，纳炮姜灰于鼻中，其衄即止。所谓煤油着火，水泼益张，灰扑立止也（此味下脱注"炮"字）。所以用龙骨、牡蛎者，此与《伤寒·太阳篇》误下烦惊谵语，用柴胡加龙骨、牡蛎。火迫劫之发为惊狂，桂枝去芍药加蜀漆牡蛎龙骨及下后烧针烦燥主桂甘龙牡汤，用意略同，二味镇浮阳之冲脑，而牡蛎又有达痰下行之力也。所以用桂枝、甘草者，桂枝汤方治原所以祛邪风，而于本方风引之义，固未尽合，盖桂枝汤发脾阳之汗而出之肌理，原为营气不虚者而设，若营气本虚，阳气张发于上，

冲气被吸引而上逆，非扶中土而厚其堤防，不足以制冲逆，而痰与热血将一时并入于脑，此即发汗过多，心下悸欲得按，主以桂枝甘草汤。脐下悸欲作奔豚，主以苓桂甘枣汤之例，欲其不能蹢中脘而上冒也。其余所用寒水石、滑石、紫石英、石膏，不过清凉重镇，使诸藏百脉之气不受外风牵引而已。方中惟赤石脂、白石脂二味，至为夹杂不伦。喻嘉言《寓意草》所载治寒湿下利，颇着特效。伤寒利在下焦之禹余粮汤，寒湿下利之桃花汤，赤石脂并为要药，可见其功用，全系止涩，与上用大黄之意，绝然相反。故不用此方则已，若用此方，此二味究当除去，否则药不合病，且更生诸药之阻力也。

头风摩散解

头风摩散

大附子一枚　盐等份

上二味，为散，沐了，以方寸匕摩疾上，令药力行。

此方之义不可知，只有近人所传偏头痛、目赤用食盐和水涂太阳穴，半日之间，其痛立止，其赤立消，当是此方遗意。加以附子善走，风阳之入脑者，当更易散，此与纳药鼻中同，不关于内脏者也。

寸口脉沉而弱，沉即主骨，弱即主筋，沉即为肾，弱即为肝，汗出入水中，如水伤心，历节痛，黄汗出，故曰历节。

肺主一身治节，独为五脏主，故近世诊病者，皆取决于手太阴动脉，《伤寒》、《金匮》所言寸口，皆统关前后言之（此层本不待言，因后一节有"太阴脉浮而弱"一条，恐人不明为手太阴动脉，故略言之）。大凡历节之成要，不外乎水寒血败，血痹于下，则营气不能上承，故手太阴之动脉必弱，水气胜则阳气不升，故脉沉，此证以湿留关节为大纲。关节为筋与骨交会之所，汗出入水，不用麻黄加术汤以发之，寒湿伤筋，故筋痛，伤骨故骨痛。肝主筋，血不行故筋痹。肾主骨，髓曰败故骨痹，而脉之沉弱应之。盖人之一身，气分多于水分，则脉浮，水分多于气分，则脉沉，故历节而见沉弱之脉，即可决为汗出入水所致。人身之汗孔，随肺气而张发，水渍于外，毛孔中要有正气抵拒，涓滴不能渗入，所以病此者，凉者浸灌于外，皮中汗液悉化寒水，水寒则伤血，心为主血之藏，故仲景师言："如水伤心。""如水伤心"云者，原不谓水气凌心也。水湿渗入关节，所以历节痛。太阳标热郁而欲出，故发黄汗（黄汗在腋下，着衣成黄色），此为历节之第一因。

跌阳脉浮而滑，滑则谷气实，浮则汗自出。

太阴脉浮而弱，弱则血不足，浮则为风，风血相抟，即疼痛如掣。

盛人脉涩小，短气，自汗出，历节疼，不可屈伸，此皆饮酒汗出当风所致。

此节前半节以跌阳、寸口之脉求出历节根原。寸口即手太阴动脉，陈修园本作少阴者，误也。跌阳脉在小儿系鞋带处，为胃脉之根。跌阳脉浮而滑，浮为阳气外出，滑则为谷气实，浮则汗自出，按《宿食篇》云："脉数而滑者实也，此有宿食，下之愈。"外汗出而内有宿食，有似阳明府病，未可定为历节，故此证当并取决于手太阴动脉。太阴脉浮为风，邪在太阳，弱为血虚（营气不能上承，与前证略同），风气著于肌理，则湿邪凝沍而血为之痹，然但专就寸口而观，可决为汗出当风，终不能断为酒后之汗出当风，盖饮酒汗出当风，其肌肉先痹，此时不用桂枝汤以发之，则湿热蒸于内，而腑浊不行，跌阳之脉，因见浮滑。脾主四肢，为统血之脏，湿热壅于胃，则脾阳不达于四肢，于是营血内停，风湿乃日流于关节，手太阴动脉因见浮弱（太阳病中风，脉本浮缓，湿痹于外，血之热度愈低，乃变浮弱）。风束于外，湿不得泄，湿与血并，遂成阴寒，故疼痛如掣，此为历节之第二因。盛壮之人，多气与血，脉当浮滑而大，反见涩小者，湿胜而脾阳不达也。短气者，酒湿伤肺也。自汗者，风主泄也（观中风有汗可知）。汗本太阳寒水，随阳而出，瘀湿内停，则寒湿不随汗解，未尽之魄汗，一受外风，遂与湿并而流入关节，故手足节骱处，疼痛不可屈伸，此为历节之第三因。

诸肢节疼痛，身体尪羸，脚肿如脱，头眩，短气，温温欲吐，桂枝芍药知母汤主之。

桂枝芍药知母汤方

桂枝四两　芍药三两　甘草、麻黄、附子（炮）各二两　白术、知母、防风各四两　生姜五两上九味，以水七升煮取二升，温服七合，日三服。

历节一证，大率起于皮毛肌腠，阳气不能外达，寒湿遂留于关节，此即肢节疼痛所由来，所谓不通则痛也。身体尪羸者，统血之脏久虚，不能营养分肉也。脚肿如脱者，寒湿下注之象也。头眩为血虚（西医谓之脑贫血，亦有见于历节治愈之后者），气短为湿胜（病痰饮者，多喘，湿胜故也），独胃中尚有浮热，故温温欲吐。温温，如釜中冷水被炭火下迫，釜底时有一沤上浮，俗名胃泛。桂枝芍药知母汤方，惟知母一味主治欲吐，余则桂、芍、甘草、生姜以通阳而解肌，麻黄、附子、白术以开表而祛湿，防风以祛风，方治之妙不可言喻。予尝治一戴姓妇人亲验之，但病因与仲师所举大有不同，乃知肢节疼痛，仲师特下一"诸"字，正以其所包者广也。盖此妇妊娠八月为其夫病求医，抱而乘车，病人身重，将腹中小儿压毙，夫病愈而妻病腹痛，乃求医，医药而堕之，腐矣。妊妇本属血虚，死胎既下，因贫不能善后，湿毒留顿腹中，久乃旁溢肢节，死血与寒湿并居，因病历节手足拘挛，入夜手足节骱剧痛，旦日较缓，其为阴寒无疑，盖二年矣。予因用原方以每两折为二钱，用熟附块四钱，二剂不应，二诊改用生附子，汗乃大出。两剂，肢节便可屈伸，足肿亦小，独手发出大泡，有脓有水，将成溃烂。予用丁甘仁法，用大小蓟各五钱，丹皮一两，地骨皮四钱以清血热，二剂而痂成，四剂而痂脱，遂与未病时无异，以为可无患矣，忽然阴痒难忍，盖湿毒未尽而下注也。予因令其用蛇床子煎汤熏洗，良瘥。未几，入市购物，卒然晕倒，诸恙退而血虚之真象见，予乃用大熟地一两，潞党参五钱，川芎、当归各四钱，龙骨、牡蛎各一两，凡二十余剂而止，今已抱子矣。

味酸则伤筋，筋伤则缓，名曰泄。咸则伤骨，骨伤则痿，名曰枯。枯泄相抟，名曰断泄。营气不通，卫不独行，营卫俱微，三焦无所御，四属断绝，身体羸瘦，独足肿大，黄汗出，胫冷。假令发热，便为历节也。

浪如屋，巨舟覆，顺则利济，逆则杀人者，均之水也。鸟焚巢，旅人号，炊爨之所需，熏出之可畏者，均之火也。故服食寒暖酸苦辛甘，皆当有节，于首篇已详言之，今特于历节证之。人皆知酸味之善敛，而不知其性最易发酵，今试以碱化水，投醋其中，则如汤之沸溢出盆盎，和面涂伤能去瘀血，非以挥发之性，力能破血耶！此可知酸之所以补肝，实因酸味发扬肝藏血液，得遂其条达之性，而无郁塞胀痛之病也。若味过于酸则血液发挥太甚，久且不足以养筋，而筋为之缓，病在血液旁泄，故名曰泄。人皆知咸味之为润下，而不知其性燥烈，今试投盐于炽炭炉中，则火力加猛，多食盐而渴者，非以苦燥之质，足以伤津耶！此可知咸之所以补肾，实因咸味燥烈，能排下焦之水，而无胁下硬满之变也。若味过于咸，则津液灼烁太甚，髓不足以充骨，而骨为之痿，病在精髓内枯，故名曰枯。血以发而过泄，精以燥而日枯，汗液乃不达肌表，故曰断泄。营气不通，卫不独行，则阴弱而阳亦微。肾阳不能统摄水道，故三焦无所御。肝阴不能养筋，故四属断绝。血虚而寒湿在下，故身羸而足肿。血虚而湿胜，阳气不能达表，故黄汗时出腋下。寒湿流注于足，故胫冷。以上诸证，并属阴亏湿胜，若风寒乘虚，郁其表气，风湿相抟，乃外热发而内疼痛，故发热便为历节，此为历节之第四因。

病历节不可屈伸，疼痛，乌头汤主之。

乌头汤

亦治脚气疼痛，不可屈伸

麻黄、芍药、黄芪、甘草（炙）各三两　　乌头五枚（㕮咀，以蜜二升，煎取一升，即出乌头）

上四味，以水三升，煮取一升，去滓，内蜜煎中，更煎之，服七合不知，尽服之。

历节一证，大约寒湿痹于关节，阳气痹于肌表。阴痹而阳欲外泄，则热发而黄汗出。阳痹而寒湿阻于筋脉，则疼痛不可屈伸。此为阴寒重症，非桂枝芍药知母汤所能通治，故不得已而用乌头汤，亦犹蛔厥重症，乌梅丸所不能治，不得已而用甘草粉蜜汤也。按乌头为附子之母，若芋婆然，其颗甚小，一枚约有今权三钱，五枚则一两半矣。然则麻黄、芍药、黄芪、炙草之各三两，不当如《日知录》折成七钱八分矣。盖以两计可折，以枚计则无可折，岂古今药剂权量，初无沿革耶？否则今日所用之大称，即古人药剂之权量耶？此方重用乌头，以历节足肿胫冷，确定为少阴寒湿而用之，与寒疝用大乌头煎同，徐忠可乃谓膝胫不冷，似可加黄柏、知母，夫使膝胫不冷，岂可用乌头五枚耶？足见仲师既殁，医家更无通才也。

矾石汤　治脚气冲心。

矾石二两

上一味，以浆水一斗五升，煎三五沸，浸脚良。

方用矾石二两，以浆水一斗五升煎三五沸，浸脚良，陈修园以为疼痛不可屈伸，以乌头汤主之，至于冲心重证，似难以外治幸功，似也。然近世所传验方，白矾二两，地浆水十大碗（掘地灌水和泥取出，名曰地浆），新杉木三四片，煎六七沸，用杉木桶盛之，浸脚，留一半徐徐添入，上用衣被围身，使略有微汗，洗毕，饮稀粥一碗，如不愈，用前方加硫黄三钱，无不愈矣。按此方即仲师原方，本书尚多脱漏，特补出之。盖脚气一证，湿胜于下，挟风阳而上升，故其气冲心。方中所以用矾者，以矾能燥湿故也。所以用地浆水者，钱乙所谓："以土伏水，水得其平，风自止也。"所以用杉木者，以杉木燥湿，能治脚气肿痛也（柳子厚救死方曰："得脚气，夜半痞绝，胁块如石，昏困且死，郑洵美传杉木汤，食顷大下，块散而气通，用杉木节一升，橘叶一升，枣儿槟榔七枚打，童便三升煎，一服下，止后服。"）。所以使其略有微汗者，欲其气之外散，所以加用硫黄者，则以硫虽燥热，能引大肠秽浊下行，与他药炎上者不同，故冲心之脚气，亦得借引浊下行之力，使不上冒也。然则方用白矾，不如用皂矾为胜，以皂矾引浊下行之力，与石硫适相等也。辛未八月，乡人庄姓病此，两足肿大，气急心痛易饥，此证气分居多，而寒湿不甚，长女昭华投以加味鸡鸣散，方用吴萸五钱，木瓜五钱，槟榔三钱，黑豆五钱，桔梗三钱，青、陈皮各三钱，苍、白术各三钱，生甘草一钱，生芪五钱，紫苏六两，生姜一大块，浓煎服之，一夕而足肿全消，此八月十四日事也，附录之以为临证之一助。又按，痛者属气分，麻木在少腹属血分，予曾治焦店潘姓，用加味四物汤取效，方用川芎三钱，当归五钱，白芍四钱，生地一两，吴萸三钱，木瓜三钱，生附子二钱，防己三钱，牛膝一两，三剂而愈，与病属气分者不同，存以备参。

血痹虚劳病脉证并治第六

问曰："血痹之病，从何得之？"师曰："夫尊荣人，骨弱肌肤盛，重因疲劳汗出，卧不时动摇，加被微风遂得之，但以脉自微涩在寸口，关上小紧，宜针引阳气。令脉和紧去则愈。"

血痹初得之状，仲师初无明文，但云："尊荣之人骨弱肌肤盛，重因疲劳汗出，卧不事动摇，加被微风，遂得之。"自来注家，多未明了。予特抉其隐情而发之，大约与虚劳失精家病，原相伯仲耳。夫所谓尊荣之人者，美人充下陈，左拥而右抱，卧必晏起，纳谷不多，静坐终日，动时恒少，脾阳先已不振腠肉乏吸收作用，肌肉虽盛，腠理实虚，加以内嬖既多，精气遂削，精髓空虚，骨乃荏弱，不受外邪，固已不能任事，况又入房汗出，全身动摇，微风袭之，血受风遏，阳气不达，阴血遂凝，此风不受于肩井，即受于风池、风府，以其背在上也。故知其臂必麻木，背必酸痛，平频率本微涩，而关上独见小紧者，正以痹在上部，不及中下也。此病在草野之夫，不足为患，独纨绔少年，气体素弱，因而成痹，故但需针灸所病之穴，俾血从内动，即风从外解，而紧去脉和矣。玩"则愈"二字，此意自见。丁甘仁云："吾之门诊，所以多用轻药者，彼固未有重病也。"亦此意也。近有富人金姓，多姬侍，时发病，无锡华宗海一针即愈，后宗海离上海，求诊于党波平亦如之，倘今不异于古所云耶？

血痹，阴阳俱微，寸口关上微，尺中小紧，外证身体不仁，如风痹状，黄芪桂枝五物汤主之。

黄芪桂枝五物汤方

黄芪三两　　芍药三两　　桂枝三两　　生姜六两　　大枣十二枚

上五味，以水六升煮取二升，温服七合，日三服。

病至气血两虚，与上节本原柔脆，正虚病轻者，固自不同。寸口关上脉微，尺中小紧，阴血不充，阳气郁塞之脉证也。气血不通，故身体不仁，如风痹状，甚则两足痿弱或更因阳气闭塞不濡分肉，麻木不知痛处。此证治法，以宣达脾阳，俾风邪从肌肉外泄为主，故用解肌去风之桂枝汤，去甘草而用黄芪者，正以补里阴之虚，而达之表分也。

夫男子平人脉大为劳，脉极虚亦为劳。

阴虚生内热，阳气外张，故脉大。阳衰生里寒，阴血不充，故脉极虚。脉大则发热，脉极虚则恶寒，病情详后文，兹不赘。

男子面色薄，主渴及亡血。卒喘悸，脉浮者，里虚也。

此节为望色审证及脉而知虚劳之病也。面色之厚薄，视其人之气血为转移，气血充则颊转丰腴，无论赭如渥丹为厚，即肤如凝脂亦为厚。气血不充，则枯白不华，无论面如削瓜为薄，即肥白如瓠者亦为薄，为其精亏而血少也。精亏则生内热，而引水自救，故主渴。血少则色夭不泽，故主亡血，此一望而可知者也。肾不纳气则喘（此为精竭者所必有），心营虚耗则悸（此为亡血所必至），虽喘与悸皆有虚实之辨，要惟虚劳之喘，坐卧则略定，稍动则肩摇而息麤，是为卒然而喘，与汗出饮水之喘，痰饮之喘，静处不能暂停者，固不同也。虚劳之悸，略无惊恐则坦坦如平人，若据梧沉思，忽闻对座高声或凝神夜坐，忽见灯旁物影，不觉怦然大动，是为卒然而悸，与水气凌心之悸，烦热之悸绝无间断者，又不同也。至谓脉浮为里虚，则为仲师失辞，原其意殆指浮取则见，重按若无扤脉，承上渴及亡血言之。否则浮为在表，浮则为风，伤寒浮紧，中风浮缓，岂得概谓之里虚耶？

男子脉虚沉弦，无寒热，短气，里急，小便不利，面色白，时目瞑兼衄，少腹满，此为劳使之然。

凡脉见沉弦者，不主里水，即主表寒。卫虚则生寒，营虚则生热，故表邪见沉弦者，心有寒热，今无寒热则非表邪可知。虚阳不归其根，故短气。里急者，似胀非胀，似痛非痛，而中气否塞也。小便不利而少腹满者，三焦水道由肾下达膀胱，水道得温则行，遇寒则冻，肾阳既耗，水道遂瘀，按此证必兼腰痛，尝见好眠睡忍小便者，其腰必痛，水瘀肾脏，以膨急而伤也。否则，其膀胱必痛，亦以膨急而伤也。若夫肾阳以多欲而丧，则水脏虚寒，其气不能上下行。不上行，则与水之上源隔绝，而见气短里急。不下行，则下流之输泄无力，而见小便不利，少腹急。下文虽有小建中一方以治里急，八味肾气丸以治小便不利，自非猛自惩艾，实于生命无济，倘如《西厢记》所云："月移花影，疑是玉人来。"虽卢扁其奈之何。

劳之为病，其脉浮大，手足烦，春夏剧，秋冬差，阴寒精自出，酸削不能行（上节面色白，时目瞑兼衄，当在此节劳之为病下）。

上节言肾阳之虚，"小便不利与少腹急"为连文，与下"少腹拘急，小便不利"同，"面色白"三语属阴虚，为此节脱简，今订正之。血虚而阳络之末空，不能上荣颜面，因而色白。脑为髓海，髓之精则以目睛为标，精竭而脑虚，目睛失养，不能胜阳光之逼，故时目瞑。阴虚而浮阳窜脑，脑气热，则颅骨之缝开，故兼衄。此证惟目时瞑者，为予所亲见，予诗友吴苇青名希鄂者，诗才高隽，尝患房劳证，畏阳光，虽盛暑必以黄布罩窗棂，与人对语时，忽然闭目良久，人皆谓目力之不济，而不知脑气不能濡养眸子，不能久耐阳光也。手足烦为掌心足底皆热，脾阴虚也。春夏不胜阳热，故剧，秋冬阳气伏藏，故差。阴虚之人，相火不能蛰藏，宗筋易举易泄，而胆火益弱，阴头益冷，宜乎髀肉日削，欲行不得，而一步三折摇矣。

男子脉浮弱而涩为无子，精气清冷。

易始乾坤，生生之义大矣。《系辞传》曰："夫乾，其静也专，其动也直，是以大生焉。夫坤，其静也翕，其动也辟，是以广生焉。"其所以象人体者，尽人能言之，人子始生，则母之交骨开，故谓之辟。寡欲则无二偶而肾阳充，故静专而动直，此即大生之义也。若男子之脉，以阳气不足而浮弱，以精血不足而涩，则其肾脏元阳必虚，而交感之时，精冷而不能有子，此证惟羊肉当归汤足为疗治。冬令服二三剂，定当黍谷回春，虽妇人有痛淋者，亦能生子，屡试而效，阅者倘能传布，功德莫大焉（予所定之方，用生羊肉三肕，当归四两，生附子一枚，生姜四两，附子无麻醉性，羊肉不膻，生姜不甚辣，服此者向无流弊，勿惧）。

夫失精家，少腹弦急，阴头寒，目眩，发落。脉极虚芤迟，为清谷，亡血，失精。脉得诸芤动微紧，男子失精，女子梦交，桂枝龙骨牡蛎汤主之。

桂枝龙骨牡蛎汤方

桂枝、芍药、生姜各三两　甘草二两　大枣十二枚　龙骨、牡蛎各三两

上七味，以水七升，煮取三升，分温三服。

失精之情不同，始则有梦而遗，是尚有相火也。至于不梦亦遗，而肾阳始败矣。又其甚则醒时亦遗，而肾阳益败矣。少腹弦急，浊阴下注而小便不利也。阴头寒，精气虚而寒湿下注宗筋也。目之瞳人，视脑气盈虚为出入，脑气以精血两竭而虚，故目眩（此与痰饮之眩、少阳病之眩不同）。此与历节之头眩同，精神恍惚，开目则诸物旋转，闭目则略定，世传防眩汤，间有特效，录之以为救急之助，方用党参、半夏各三钱，归、芍、熟地、白术各一两，川芎、山萸各五钱，天麻三钱，陈皮一钱，轻者四五剂，可以永久不发。予早年病此，嘉定秦芍龄师曾用之，惟多川芎三钱耳，至今三十年无此病，皆芍师之赐也。发者血之余，故少年血盛则黑，老年血衰则白。至于肾脏虚寒，胞中血海之血，乃不能合督脉上行于脑，脑气不濡而发为之落，此正如高秋风燥，草木黄落者然。脉失精则虚，亡血则芤，下利清谷则迟。劳之所以失精者，相火不能蛰藏也。所以失血者，阴气益虚，相火益炽，阳根拔于下，血海之血乃随之而上脱也。所以下利清谷者，人体精血日损，水分益寒，入胃之水饮以不得温化而下陷也。胆火下窜，真阴不守，在男子则为失精，在女子则为梦交，于是脉芤而见动，脉微而见紧，泄之愈甚，阴寒愈急，若更以滋阴降火之剂投之，则阳气愈不得升，阴液益无统摄，故用桂枝汤以扶脾阳，加牡蛎、龙骨以固肾阴，独怪近世医家，专用生地、石斛、麦冬、知母、玉竹、黄柏一切阴寒滋腻之品，吾不知其是何居心也。

男子平人脉虚弱细微者，喜盗汗也。

人体血分多于水分，则热度高而脉道利，应指者条达而冲和。水分多于血分，则热度低，而脉道窒，应指者虚弱而微细。水分多则卫强，血分少则营弱。凡人醒时则阳气外达，寐则阳气内守，卫所以夜行于阴也。卫气内守则营气当夜行于阳之时，不能外泄，故寐者无汗，惟卫气不守，营气从之，乃为盗汗。盗汗者，卫不与营和也。按伤寒之例，卫不与营和，先时以桂枝汤发汗则愈，更加龙骨以镇浮阳，牡蛎以抑上逆之水气，则盗汗当止，师虽不出方治，读者当观其通也。

人年五六十，其病脉大者，痹侠背行，若肠鸣马刀侠瘿者，皆为劳得之。

少年气血俱盛，则脉当实大而动数，老年气血俱虚，则脉当虚细而安静，此其常也。至于病脉，固不尽然。人当用力太过，阳气外张，则其脉必大，此固不可以年齿论。然则师言"其病脉大，痹侠背行"者，盖谓劳力阳伤于前，阳张汗泄，故始病倦怠。见浮大之脉，毛孔不闭，风寒乘之，汗液未尽者，乃悉化为湿，背毛锢于寒湿，因侠背而痹，但既痹之后，阳气一虚，即脉不应大。此证初起，当与风湿同治，麻黄加术、麻黄杏仁薏苡甘草二汤，皆可用之。至于痹证既成，则其脉当微，而为黄芪五物证，所以然者，痹在太阳部分，阳气已为寒湿所困，岂有阳气不达而其脉反大者乎！若阴寒内据，孤阳外越，则其脉亦大。阴寒内据，则水走阳间而为肠鸣，此证不见下利，即病腹痛，宜四逆、理中辈。至于外证见马刀侠瘿，则脉见弦大，时医以为小柴胡证，其实不然。马刀之状，若长形小蚌，生于腋下，坚硬如石，久乃成脓溃烂。侠瘿生于颈项，连连如贯珠，初起用旱烟杆中烟油涂之，三日即消，外科小金丹亦可用之。日三服，每服二粒，以消为度。此证虽起于失志郁怒，究与阴疽相类，其中必有寒湿结毒，小柴胡汤必然无济，若不早治，一二年后溃烂不收，未有不死者也。

脉沉小迟，名脱气，其人疾行则喘喝，手足逆寒，腹满，甚则溏泄，食不消化也。

脉沉小而迟，是为水寒血败，血分热度愈低，津液不能化气，故名脱气。疾行则喘喝者，肾虚不能纳气也。血分之热度弱而又弱，故手足逆寒。寒水下陷，故腹满而溏泄。胃中无火，故食不消化。按此条在《伤寒论》中为少阴寒湿证，亦当用四逆、理中主治。

脉弦而大，弦则为减，大则为芤，减则为寒，芤则为虚，虚寒相抟，此名为革，妇人则半产漏下，男子则亡血失精。

脉弦为阳气衰，脉大而芤为阴气夺，阳衰则中寒，阴夺则里虚，两脉并见，其名曰革。浮阳不降，则阳不摄阴，阴不抱阳，则精血寒陷。此条见妇人杂病篇，治妇人半产漏下，则有旋覆花汤，而男子亡血失精，独无方治，而补阳摄阴之法，要以天雄散为最胜。天雄以温下寒，龙骨以镇浮阳，白术、桂枝以扶中气，而坎离交济矣。黄坤载云："后世医法不传，治此乃用清凉滋润，中气崩败，水走火飞，百不一生，今之医士不可问也。"谅哉斯言。

天雄散方

天雄三两（炮）　白术八两　桂枝六两　龙骨三两

上四味，杵为散，酒服半钱匕，日三服，不知稍增之。

虚劳里急，悸，衄，腹中痛，梦失精，四肢酸疼，手足烦热，咽干口燥，小建中汤主之。

小建中汤方

桂枝三两　甘草二两　芍药六两　大枣十二枚　生姜三两　饴糖一升

上六味，以水七升，煮取三升，去滓，内胶饴，更上微火消解，温服一升，日三服。

里急以下诸证，用小建中汤，此乃第一篇所谓治肝补脾之方治也。厥阴含少阳胆火，胆实则气壮而强，胆虚则气馁而悸。腹为足太阴部分，肝胆之火逆于太阴，则腹中痛。厥阴之脉络于阴器，胆火下泄，则梦失精。阴泄于下，脑应于上，则为衄。脾精不行于四肢，故四肢酸楚而手足烦热。脾精不上承，故咽干而口燥。其病在脾，致病之由则为肝胆，此证肝胆俱虚而不任泻，故特出建中汤以补脾，使肝脏不虚，则胆火潜藏，岂能泄肾阴而伤脾脏，故又云："肝虚则用此法也。"

虚劳里急诸不足，黄芪建中汤主之。

黄芪建中汤方

即小建中汤内加黄芪一两半，余依上法。若气短胸满者，加生姜。腹满者去枣加茯苓一两半，及疗肺虚损不足。补气加半夏三两。

虚劳一证，急者缓之以甘，不足者补之以温，上节小建中汤其主方也。但小建中汤于阳虚为宜，阴阳并虚者，恐不能收其全效，仲师因于本方外加黄芪以补阴液，而即以黄芪建中为主名，此外之加减不与焉。气短胸满加生姜者，阳气上虚，故气短，阴干阳位，故胸满，因加生姜以散之。腹满所以去枣加茯苓者，腹满为太阴湿聚，防其壅阻脾气也，因去大枣加茯苓以泄之，湿去而脾精上行，然后肺脏得滋溉之益，故肺之虚损亦主之。补气所以加半夏者，肺为主气之脏，水湿在膈上，则气虚而喘促，故纳半夏以去水，水湿下降，则肺气自调，其理甚明。陈修园以为匪夷所思，不免自矜神秘，盖彼第见俗工以补为补，而不知以泻为补，故自负读书得闲耳。

虚劳，腰痛，少腹拘急，小便不利者，八味肾气丸主之 (八味肾气丸见妇人杂病篇)。

虚劳腰痛，少腹拘急，小便不利，此肾阳不充之证也。肾脏虚寒，则水湿不能化气，膨急于上则腰痛，膨急于下则少腹拘急，此证仲师主以崔氏八味丸，然予曾用之，绝然不应，乃知陈修园易以天雄散为不刊之论也。原肾脏所以虚寒者，则以肾阳不藏之故，肾阳不藏，则三焦水道得温而气反升，水欲下泄，虚阳吸之，此水道所以不通也，方用龙骨、天雄以收散亡之阳，白术补中以制逆行之水，桂枝通阳以破阴霾之寒，于是天晴云散，水归其壑矣。

虚劳，诸不足，风气百疾，薯蓣丸主之。

薯蓣丸方

薯蓣三十分 人参七分 白术六分 茯苓五分 甘草二十八分 当归十分 干地黄十分 芍药六分 川芎六分 麦冬六分 阿胶七分 干姜三分 大枣百枚 (为膏) 桔梗五分 杏仁六分 桂枝十分 防风六分 神曲十分 豆黄卷十分 柴胡五分 白蔹二分

上二十一味，末之，炼蜜和丸，如弹子大，空腹酒服一丸，一百丸为剂。

虚劳诸不足，是为正虚。风气百疾是为邪实。正虚则不胜表散，邪实则不应调补，此尽人之所知也。若正虚而不妨达邪，邪实而仍应补正，则非尽人之所知也。仲师虚劳篇于黄芪建中、八味肾气丸已举其例，复于气血两虚，外感风邪者，出薯蓣丸统治之方。所用补虚凡十二味，舍薯蓣、麦冬、阿胶、大枣外。实为后人八珍汤所自出，去风气百疾者凡九味，白敛能散结气，治痈疽疮肿，敛疮口，愈冻疮，出箭镞，止痛，大率能通血络壅塞而排泄之力为多。盖风之中人，肌腠外闭而脾阳内停，方中用白敛，所以助桂枝之解肌也。风中皮毛，则肺受之，肺气被阻，咳嗽乃作，方中用桔梗、杏仁所以开肺也。气血两虚，则血分热度愈低，因生里寒，方中用干姜，所以温里也。风气外解必须表汗，然其人血虚，设用麻黄以发之，必致亡阳之变，故但用防风、柴胡、豆卷以泄之。且风着肌肉，脾阳内停，胃中不无宿垢，胃纳日减，不胜大黄、枳实，故但用神曲以导之。要之补虚用重药，惧不胜邪也。开表和里用轻药，惧伤正也。可以识立方之旨矣。

虚劳、虚烦不得眠，酸枣仁汤主之。

酸枣仁汤方

酸枣仁二升　甘草一两　知母、茯苓各二两　川芎一两

上五味，以水八升，煮酸枣仁得六升，内诸药煮取三升，分温三服。

酸枣仁汤之治虚烦不寐，予既屡试而亲验之矣。特其所以然，正未易明也。胃不和者，寐不安，故用甘草、知母以清胃热。藏血之脏不足，肝阴虚而浊气不能归心，心阳为之不敛，故用酸枣仁以为君。夫少年血盛，则早眠而晏起，老年血气衰，则晚眠而晨兴，酸枣仁能养肝阴，即所以安魂神而使不外驰也，此其易知者也。惟茯苓、川芎二味，殊难解说。盖虚劳之证，每兼失精亡血，失精者留湿，亡血者留瘀。湿不甚，故仅用茯苓（茯苓无真者，予每用猪苓、泽泻以代之，取其利湿也）。瘀不甚，故仅用川芎。此病后调摄之方治也。

　　五劳虚极羸瘦，腹满不能饮食，食伤、忧伤、饮伤、房室伤、饥伤、劳伤、经络营卫气伤，内有干血，肌肤甲错，两目黯黑，缓中补虚，大黄䗪虫丸主之。

大黄䗪虫丸方

　　大黄十分（蒸）　　黄芩二两　　甘草三两　　桃仁一升　　杏仁一升　　芍药四两　　干地黄十两　　干漆一两（烧令烟尽）　　虻虫一升（去翅足熬）　　水蛭百枚（熬）　　蛴螬百枚（熬）　　䗪虫半升（熬）

　　上十二味，末之，炼蜜和丸，小豆大，酒服五丸，日三服。

　　大黄䗪虫丸主治为五劳虚极，羸瘦腹满不能饮食，外证则因内有干血，肌肤甲错，两目黯黑，立方之意，则曰缓中补虚。夫桃仁、芍药、干漆，所以破干血（芍药破血，人多不信，试问外科用京赤芍何意），加以虻虫、水蛭、蛴螬、䗪虫诸物之攻瘀（䗪虫俗名地鳖虫，多生灶下垃圾中，伤药中用之，以攻瘀血，今药肆所用硬壳黑虫非是）。有实也，大黄以泻之。有热也，杏仁、黄芩以清之。其中惟甘草缓中，干地黄滋养营血，统计全方，似攻邪者多而补正者少。仲师乃曰："缓中补虚。"是有说焉，譬之强寇在境，不痛加剿除，则人民无安居之日，设漫为招抚，适足以养疽遗患。是攻瘀，即所以缓中，缓中即所以补虚也。今有患阳明实热者，用大承气汤不死，用滋阴清热之药者，终不免于死，则本方作用，可以比例而得之矣。

肺痿肺痈咳嗽上气病脉证治第七

问曰："热在上焦者，因咳为肺痿。肺痿之病，从何得之？"师曰："或从汗出，或从呕吐，或从消渴，小便利数，或从便难，又被快药下利，重亡津液，故得之。"

"热在上焦"二语，为仲师所尝言（见下五脏风寒积聚篇），兹特借此发问，以研求肺痿所从来。夫既称热在上焦，便当知上焦在人体中居何部位，焦字究属何义，固不当如庸工所言："三焦有名而无形也。"盖上焦在胸中，即西医所谓淋巴干，为发水成汗输出毛孔作用。中焦在胃底，即西医所指脺肉，中医即谓之脾阳，为吸收小肠水液，由上焦输入肺脏作用。散布未尽之水液，乃由肺下降，由肾脏注膀胱，是为下焦。合上中下三部观之，方显出焦字之义。譬之釜中煮饭，蒸气上浮，其饭始干，蒸气化水，仍回于下，釜底之饭，久久而焦，可见焦之为义，为排泄水液之统名，而排泄作用，实由于少阳胆火。师言热在上焦，因咳为肺痿，便可知病由燥热矣，故仲师历举燥热之病由以答之。曰"或从汗出"者，肺主皮毛，呼吸与之相应，太阳表汗，由肺外出皮毛，汗出太多，则肺脏燥。曰"或从呕吐"者，呕吐为胆胃上逆，胆胃气燥，则上灼肺脏，肺脏之液与之俱涸。曰"或从消渴"者，消则胆火逼水液而泄出肾膀，渴则胃中热而引水自救，随消随渴，则肺脏之液以涸。曰"小便利数"者，肺为水之上源，水从下焦一泄无余，则上源告竭。曰"或从便难，又被快药下利，重亡津液"者，大肠与肺为表里，大肠燥则肺脏与之俱燥，此其所以浸成肺痿也。（按：以上所列病由，俱出燥热，以视肺痈，但有虚实之别耳，故治此证者，火逆之麦门冬汤，肺痈之千金苇茎汤，并可借用，仲师固未出方治也。）

【按】《内经》云："肺热叶焦，则生痿躄。"盖上源绝则下流涸，津液枯燥，不濡筋脉，而两足挛急，此因痿成躄之证。予于沈松寿亲见之。盖始则病后能食，继则便难，终则脚挛急，故治痿独取阳明也（章次公在红十字会治痿证，用大承气及鲜生地、玉竹、知母等味重剂，五剂而瘥，是时襄诊者为卢扶摇。病者始则两足不能移动，继则自行走去，盖步履如常矣）。

曰："寸口脉数，其人咳，口中反有浊唾涎沫者何？"师曰："为肺痿之病。若口中辟辟燥，咳即胸中隐隐痛，脉反滑数，此为肺痈。咳吐脓血，脉数虚者为肺痿，数实者为肺痈。"

上文但举肺痿病由，然犹未详肺脏躁热之脉证何如也。曰"寸口脉数"，热在肺也。曰"其人咳"，气上逆也。脉数而气逆，病当口燥，乃口中反有黏腻之浊唾涎沫，可见肺脏之津液被燥气蒸逼，悉化痰涎，故可决为肺痿，所以别于肺痈者，以其津液随热外泄而不内闭也。至于口中辟辟作声，燥咳无津，每咳则胸中隐隐作痛，便可决为肺痈。痈者，壅也，盖此证肺络为外邪壅塞，郁而生热，热伤血滞，因而成痈。风袭于肺故咳。血郁成胀，故胸中隐隐作痛。血络壅则营分热度增高，故脉数。肺中热郁血腐，故咳吐脓血。要之肺痿之与肺痈，皆出于热，不过为虚实之辨，故脉数相似，浮而虚者为痿，滑而实者为痈也。

问曰："病咳逆，脉之，何以知其为肺痈，当有脓血，吐之则死，其脉何类？"师曰："寸口脉浮而数，浮则为风，数则为热，浮则汗出，数则恶风。风中于卫，呼气不入，热过于营，吸而不出。风伤皮毛，热伤血脉，风舍于肺，其人则咳，口干喘满，咽燥不渴，多吐浊沫，时时振寒，热之所过，血为之凝滞，畜结痈脓，吐如米粥，始萌可救，脓成则死。"

咳逆之证，有痰饮，有风邪，有水气，所以决定为肺痈者，要有特异之脉证，肺痈之死证，固以吐脓血为最后一步，要其最初病因则甚轻，揆仲师所举脉证，特为中风失治。中风之证，其脉浮，发热，自汗，恶寒，此宜桂枝汤以发之者也。今曰"寸口脉浮而数，浮则为风，数则为热，浮则汗出，数则恶风，风中于卫，呼气不入，热过于营，吸而不出"，其与"太阳中风，发热，汗出，鼻鸣，干呕者"何异，若早用桂枝汤以发其汗，宜必无肺痈之病，惟其失时不治，致风热内陷肺脏，久久浸成肺痈。究其所以然，风伤皮毛，则内舍于肺，热伤肺络，则变为咳嗽，但初见口干喘满，咽燥不渴，多唾浊沫，时时振寒，虽非若前此之桂枝汤证，苟能清燥救肺，其病犹易愈也。惟其热郁肺脏，肺中血络凝阻，若疮疡然，其始以血络不通而痛，痛之不已，遂至蒸化成脓，吐如米粥，则内痈已成，始萌尚有方治，脓溃则万无一生，此肺痈之大略也。

上气，面浮肿，肩息，其脉浮大，不治，又加利，尤甚。

上气，喘而躁者，此为肺胀，欲作风水，发汗则愈。

肾不纳气，则气上冲，肺气壅塞，则气亦上冲，但"面浮肿"，则痿黄而不泽，"肩息"则气短而不伸，加以浮大之脉，则阳气将从上脱，故曰"不治"。又加下利，则阳脱于上，阴竭于下也，此上气以肺肾两虚而不治者也。若夫喘逆而躁疾，则为肺实，而胀为风遏太阳寒水不能外达皮毛之证。"欲作风水"则为风水未成，盖风水既成，必至一身尽肿，此证独无，故曰发其汗即愈。麻黄加术汤、越婢汤、小青龙汤，俱可随证酌用，此上气以肺实而易愈者也。

肺痿，吐涎沫而不咳者，其人不渴，必遗尿，小便数，所以然者，以上虚不能制下故也。此为肺中冷，必眩，多涎唾，甘草干姜汤以温之。若服汤已，渴者，属消渴。

甘草干姜汤方

甘草四两（炙）　　干姜二两（炮）

上二味，㕮咀，以水三升，煮取一升五合，去滓，分温再服。

痿之言萎，若草木然，烈日暴之，则燥而萎，水泽渍之，则腐而萎。本条吐涎沫而不渴之肺痿，与上燥热之肺痿，要自不同。所谓"不渴必遗尿，小便数"者，上无气而不能摄水也。气有余即是火，气不摄水，则肺中无热可知，然则仲师所谓肺中冷，实为肺寒。眩为水气上冒。多涎唾，则寒湿在上也。故宜甘草干姜汤以温之。陈修园以为冷淡之冷，不可从，不然服汤已而渴者，何以属燥热之消渴耶！便可知甘草干姜方治专为寒肺痿设矣。又按《伤寒·太阳篇》干姜甘草汤治，误用桂枝汤发汗，伤其脾阳，而手足见厥冷而设，故作干姜甘草汤以复其阳，便当厥愈足温，但治厥倍干姜，治痿倍甘草耳，此亦虚寒用温药之明证也（此方治寒肺痿，要为升发脾精，上滋肺脏而设，章次公云）。

咳而上气，喉中水鸡声，射干麻黄汤主之。

射干麻黄汤方

射干三两　麻黄、生姜各四两　细辛、紫菀、款冬花各三两　大枣七枚　半夏半升　五味子半升

上九味，以水一斗二升，先煮麻黄两沸，去上沫，内诸药，煮取三升，分温三服。

太阳水气，不能作汗外泄，则留着胸膈而成寒饮，饮邪上冒则为咳。胸有留饮吸入之气不顺，则为上气。呼吸之气引胸膈之水痰出纳喉间，故喉中如水难声，格格而不能止，此固当以温药和之者也。故射干麻黄汤方治，麻黄、细辛、半夏、五味子并同小青龙汤，惟降逆之射干，利水之紫菀（《本草汇》云："能通小便"），散寒之生姜，止咳之款冬，和中之大枣，则与小青龙汤异。究其所以然，咳而上气之证，究为新病，不似痰饮之为痼疾，及时降气泄水，开肺散寒，尚不至浸成痰饮，外此若细辛之治咳，五味之治气冲，生麻黄之散寒，生半夏之去水，不惟与小青龙汤同，并与苓甘五味姜辛半夏汤同，可以识立方之旨矣。

咳逆上气，时时吐浊，但坐不得眠，皂荚丸主之。

皂荚丸方

皂荚八两（刮去皮酥炙）

蜜丸，梧子大，以枣膏和汤服三丸，日三夜一服。

上节云："咳而上气"，是不咳之时，其气未必上冲也。若夫咳逆上气，则喘息而不可止矣。此证惟背拥迭被六七层，尚能垂头而睡，倘迭被较少，则终夜呛咳，所吐之痰，黄浊胶黏。此证予于宣统二年，侍先妣邢太安人病亲见之。先妣平时喜食厚味，又有烟癖，厚味被火气熏灼，因变浊痰，气吸

于上，大小便不通，予不得已，自制皂荚丸进之，长女昭华煎枣膏汤，如法昼夜四服。以其不易下咽也，改丸如菉豆大，每服九丸，凡四服，浃晨而大小便通，可以去被安睡矣（后一年，闻晋乡城北朱姓老妇，以此证坐一月而死，可惜也）。

咳而脉浮者，厚朴麻黄汤主之。咳而脉沉者，泽漆汤主之。

厚朴麻黄汤方

厚朴五两　麻黄四两　石膏如鸡子大　杏仁半升　半夏半升　干姜、细辛各二两　小麦一升　五味子半升

上九味，以水一斗二升，先煮小麦熟，去滓，纳诸药，煮取三升，温服一升，日三服。

泽漆汤方

半夏半升　紫参（一本作紫菀）、生姜、白前各五两　甘草、黄芩、人参、桂枝各三两　泽漆三升（以东流水五斗煮取一斗五升。泽漆即大戟苗，性味功用与大戟相同，今沪上药肆无此药，即用大戟可也）

上九味，㕮咀，内泽漆汤中，煮取五升，温服五合，至夜尽。

咳而脉浮，水气在胸膈间，病情与痰饮同。咳而脉沉，水气在胁下，病情与痰饮异。惟病原等于痰饮，故厚朴麻黄汤方治，略同小青龙汤，所以去桂枝、芍药、甘草者，桂、芍、甘草为桂枝汤方治，在《伤寒论》中，原所以扶脾阳而泄肌腠，中医所谓脾，即西医所谓脺，在胃底，为吸收小肠水气发舒津液作用，属中焦。此证咳而脉浮，水气留于胸膈，胸中行气发水作用，西医谓之淋巴干，中含乳糜，属上焦。去桂、芍、甘草加厚朴者，正以厚朴祛湿宽胸，能疏达上焦太多之乳糜故也。人体之中，胃本燥热，加以胸膈留饮，遏而愈炽，所以加石膏者，清中脘之热，则肺气之下行者顺也。所以加小麦者，咳则伤肺，饮食入胃，由脾津上输于肺，小麦之益脾精，正所以滋肺阴也（妇人脏躁，悲伤欲哭，用甘、麦、大枣。悲伤欲哭，属肺虚，三味皆补脾之药，可为明证也）。此厚朴麻黄汤大旨，以开表蠲饮为主治者也。惟病原异于痰饮，故泽漆汤方治，君行水之泽漆（本草："利大小肠，治大腹水肿。"），而去水之生半夏，利水之紫菀佐之（原作紫参非）。咳在上则肺热不降，故用黄芩以清之，白前以降。水在下则脾脏有寒，故用生姜以散之，桂枝以达之。水气在下

则胃气不濡，故用人参、甘草以益之。此泽漆汤大旨，以祛水肃肺和胃为主治者也。

火逆上气，咽喉不利，止逆下气，麦门冬汤主之。

麦门冬汤方

麦门冬七升　半夏一升　人参、甘草各二两　粳米三合　大枣十二枚

上六味，以水一斗二升，煮取六升，温服一升，日三夜一服。

火逆一证，为阳盛劫阴，太阳篇所谓"误下烧针，因致烦燥"之证也。盖此证胃中津液先亏，燥气上逆，伤及肺脏，因见火逆上气。胃中液亏，则咽中燥。肺脏阴伤，则喉中梗塞，咽喉所以不利也。麦门冬汤，麦冬、半夏以润肺而降逆，人参、甘草、粳米、大枣以和胃而增液，而火逆可愈。喻嘉言不知肺胃同治之法，漫增清燥救肺汤，则不读书之过也。

肺痈，喘不得卧，葶苈大枣泻肺汤主之。

葶苈大枣泻肺汤方

葶苈（熬令黄色，捣丸，如弹子大）　大枣十二枚

上先以水三升，煮枣，取二升，去枣，内葶苈煮取一升，顿服。

咳而胸满，振寒，脉数、咽干，不渴，时出浊唾腥臭，久久吐脓如米粥者，为肺痈，桔梗汤主之。

桔梗汤方

桔梗一两　甘草二两

上以水三升，煮取一升，分温再服，则吐脓血也。

肺为主气之脏，风热壅阻肺窍，吸气不纳，呼气不出，则喘。喘急则欲卧不得，迭被而倚息，证情与但坐不得眠之咳逆上气者相近，但不吐浊耳。痈脓未成，但见胀满，故气机内闭而不顺，此证与支饮不得息者，同为肺满气闭，故宜葶苈大枣泻肺汤，直破肺脏之郁结。用大枣者，恐葶苈猛峻，伤及脾胃也（此与皂荚丸用枣膏汤同法）。至如咳而胸满，盖即喘不得卧之证，见于内脏者。热郁于肺，皮毛开而恶风，故振寒。血热内炽，故脉数。肺液被风热灼烁，故咽干。口多涎沫，故不渴。要其始萌，胸中便隐隐作痛，时出

浊唾腥臭，至于失时不治，吐脓如米粥，则肺痈已成。桔梗汤方治，桔梗开泄肺气，兼具滑泽之碱性，以去滋垢，倍甘草以消毒，使脓易吐出，而痈自愈矣。排脓汤之用桔梗，亦即此意。剧者赤小豆（此即杂粮市中赤豆）当归散，亦可用之。热重者，千金苇茎汤亦可用之。苇茎即芦根，瓜瓣不知何物，许半龙、章次公俱以冬瓜仁代之，亦通。盖冬瓜仁在肠痈大黄牡丹汤方治中，为保肺泄肠之品也。惟犀黄丸一方，最为消毒上品，初起时服之一料，无不愈者。方用犀黄五分，元寸五分，净乳香、没药各二两，先将乳没研细，然后和入犀黄、元寸，加糯米粉五钱，捣和为丸，如秫米大，每服三钱。又有俗传单方，用来年咸芥卤，每日半杯，和豆腐浆饮之，胸中梗塞，顷之吐出脓血，日进一服，吐至无脓为度，而痈即愈矣。此皆补经方所未备，俾济世者资采择焉。辛未七月望后，予治浦东陈姓一证，胸中痛，咯痰腥臭如米粒，初诊用桔梗一两，甘草五钱，五剂而胸痛止，二诊用葶苈五钱，黑枣十二枚，五剂而如米粒之脓尽，三诊用千金苇茎汤，五剂而腥臭尽，岂知病根未拔，九月初十日复来，咯痰腥臭如昔，但不似米粥耳。予仍用桔梗汤加冬瓜仁、昆布、海藻、大小蓟以消余毒，另授以犀黄丸九钱，令其日进一服，病者遂不复至，盖已愈矣。考肺痈初起脚骨必痛，或舌下肿起一粒，以刀针破之，脓已成者，其血紫黑，未成者淡红，服犀黄丸百不一失，医者审之。己巳三月，长女昭华治愈王姓肺痈，亦用犀黄丸取效，附录之以告同志。

咳而上气，此为肺胀，其人喘，目如脱状。脉浮大者，越婢加半夏汤主之。

越婢加半夏汤方

麻黄六两　石膏半斤　生姜三两　大枣十五枚　甘草二两　半夏半升

上六味，以水六升，先煮麻黄，去上沫，内诸药，煮取三升，分温三服。

肺胀，咳而上气，烦躁而喘。脉浮者，心下有水，小青龙加石膏汤主之。

小青龙加石膏汤方

麻黄、芍药、桂枝、细辛、干姜、甘草各三两　五味子、半夏各半升　石膏二两

上九味，以水一斗，先煮麻黄，去上沫，内诸药，煮取三升，

强人服一升，羸者减之，日三服，小儿服四合。

咳而上气，为心下有水，为咳嗽吸引而上冲，不咳之时则其气如平，与咳逆上气之全系燥热不同，前条已详辨之。惟水气所从来，则起于太阳失表，汗液留积胸膈间，暴感则为肺胀，寖久即成痰饮。使其内脏无热，则虽不免于咳，必兼见恶寒之象，惟其里热与水气相抟，乃有喘咳，目如脱状，或喘而并见烦躁。要之脉浮者，当以汗解，浮而大，则里热甚于水气，故用越婢加半夏汤，重用石膏以清里而定喘。脉但浮，则水气甚于里热，故用蠲饮之小青龙汤加石膏以定喘，重用麻桂姜辛，以开表温里，而石膏之剂量独轻，观麻杏石甘之定喘，当可悟二方之旨矣。

奔豚气病脉证第八

师曰："病有奔豚，有吐脓，有惊怖，有火邪，此四部病，皆从惊发得之。"

此一节，因奔豚起于惊发而连类以及他证。吐脓为肺痈，桔梗甘草汤证也（见上篇），误列百合狐惑篇之赤小豆当归散，肠痈方治，亦可用之。火邪有太阳阳热，以火熏下陷胞中，圊脓血者，仲师未出方治，窃意当用桃核承气汤以下之。亦有太阳寒水，因灸而陷下焦，邪无从出，腰以下重而痹者，俟其阳气渐复，乃能汗出而解（并见太阳篇），独惊怖一证未见。"太阳病加温针必惊"，"火劫亡阳则为惊狂"，此本桂枝去芍药加蜀漆、龙骨、牡蛎证，予谓暴感非常而病惊怖者，病情正与此同。所以然者，以二证并有热痰上窜脑部故也。特无太阳表证者，但用蜀漆、龙骨、牡蛎已足，仲师以其与奔豚同出一原，故类举之耳。

师曰："奔豚病从少腹上冲咽喉，发作欲死，复还止，皆从惊恐得之。"

奔豚气上冲胸，腹痛，往来寒热，奔豚汤主之。

奔豚汤方

甘草、川芎、当归、黄芩、芍药各二两　半夏、生姜各四两　生葛五两　甘李根白皮一升

上九味，以水二斗，煮取五升，温服一升，日三夜一服。

奔豚之病，少腹有块坟起，发作从下上冲，或一块，或二三块，大小不等，或并而为一。方其上冲，气促而痛，及其下行，其块仍留少腹，气平而痛亦定。但仲师言从惊恐得之，最为精确，与《难经》所云："从季冬壬癸日得之者"，奚啻郑昭宋聋之别。予尝治平姓妇，其人新产，会有仇家到门寻衅，毁物漫骂，恶声达户外，妇大惊怖，嗣是少腹即有一块，数日后，大小二块，时上时下，腹中剧痛不可忍，日暮即有寒热，予初投以炮姜、熟附、当归、川芎、白芍，二剂稍愈，后投以奔豚汤二剂而消，惟李根白皮，为药肆所无，其人于谢姓园中得之，竟得痊可，盖亦有天幸焉。

（发汗后），烧针令其汗，针处被寒，核起而赤者，必发奔豚，气从少腹上至心，灸其核上各一壮，与桂枝加桂汤主之。

桂枝加桂汤方

桂枝五两　　芍药、生姜各三两　　甘草二两（炙）　　大枣十二枚

上五味，以水七升，微火煮取三升，去滓，服一升。

《伤寒论》此节发端，无"发汗后"三字，盖衍文也。烧针令发汗，本桂枝汤证，先服桂枝汤不解，刺风池、风府，却与桂枝汤则愈之证，乃针后不用桂枝汤，风邪未能外泄，寒气乘虚而闭针孔。夫风池本少阳之穴，风府以督脉之穴而属少阴，二穴为寒邪所遏，则少阳抗热，挟少阴冲气，一时暴奔而上，此所以针处核起而赤，必发奔豚也。故仲师救逆之法先灸核上，与桂枝加桂汤，此即先刺风池、风府，却与桂枝汤之成例，所以汗而泄之，不令气机闭塞，吸而上冲也。余详《伤寒发微·太阳篇》，兹不赘。

发汗后，脐下悸者，欲作奔豚，茯苓桂枝甘草大枣汤主之。

茯苓桂枝甘草大枣汤方

茯苓半斤　　甘草二两　　大枣十五枚　　桂枝四两

上四味，以甘澜水一斗，先煮茯苓，减二升，内诸药，煮取三升，去滓，温服一升，日三服。甘澜水法，取水二斗，置大盆内，以杓扬之，上有珠子五六千颗相逐，取用之也。

发汗则伤阳，阳虚而水气上凌，则脐下悸。欲作奔豚者，不过水气为浮阳吸引，而非实有癥瘕也。故仲师苓桂甘枣汤方治，用茯苓以抑水，桂枝以

通阳，甘草、大枣培中气而厚堤防，使水邪不得上僭，复煎以甘澜水，扬之至轻，使不助水邪之上僭，脐下之悸平，奔豚可以不作矣。余详伤寒太阳篇，兹不赘。

胸痹心痛短气病脉证治第九

师曰："夫脉当取太过不及，阳微阴弦，即胸痹而痛。所以然者，责其极虚也。今阳虚，知在上焦，所以胸痹心痛者，以其阴弦故也。"

诊病者之脉，阳有余，阴不足，则为发热自汗之中风，以阳有余而阴不足也。故其脉右浮而左弱。阳不足阴有余，则为胸膈引痛之胸痹，故其脉右微而左弦。营弱而卫强，故脉有太过不及，阳虚而阴盛，故脉亦有太过不及。胸痹之证，阳气虚于上，而阴寒乘之之证也。阳气主上，阳脉微，故知在上焦（上焦在胸中，西医谓之淋巴干，为发抒水液之总机，微管中并有乳糜，乳糜停阻，则凝结而痛）。心之部位在胸中，故曰胸痹心痛，与心中坚痞在心中，俱为仲师失辞。脉弦为有水，为阴寒，水气与寒并结胸中，故痛，是可于左脉沉弦决之。

平人无寒热，短气不足以息者，实也。

其人素无他病，忽然肺窍气短，而呼吸不顺，非留饮阻于膈上，即宿食留于中脘，与胸痹之阴寒上僭者不同，法当蠲饮导滞，仲师以其与胸痹相似而举之，使人知虚实之辨也。

胸痹之病，喘息，咳唾，胸背痛，短气，寸口脉沉而迟，关上小紧数，栝楼薤白白酒汤主之。

栝楼薤白白酒汤方

栝楼实一枚（捣）　薤白半升　白酒七升

上三味同煮，取二升，分温再服。

凡人劳力则伤阳，耐夜则寒袭，然而采芙蓉膏泽，一榻明灯；冒城郭星霜，五更寒柝，卒不病此者，盖以卧者，阳不散；行者，阳独张也。惟劳力伛偻之人，往往病此。予向者在同仁辅元堂亲见之，病者但言胸背痛，脉之沉而涩，尺至关上紧，虽无喘息咳吐，其为胸痹，则确然无疑，问其业，则为缝工，问其病因，则为寒夜伛偻制裘，裘成稍觉胸闷，久乃作痛，予即书栝楼薤白白酒汤授之。方用栝楼五钱，薤白三钱，高粱酒一小杯，二剂而痛止。翌日复有胸痛者求诊，右脉沉迟，左脉弦急，气短，问其业，则亦缝工，其业同其病同，脉则大同而小异，予授以前方，亦二剂而瘥。盖伛偻则胸膈气凝，用力则背毛汗泄，阳气虚而阴气从之也。惟本条所举喘息咳唾，所见二证皆无之，当移后节不得卧上，为其兼有痰饮也。

胸痹，不得卧，心痛彻背者，栝楼薤白半夏汤主之。

栝楼薤白半夏汤方

栝楼实（一枚捣）　薤白（三两）　半夏（半升）　白酒（一斗）

上四味，同煮，取四升，温服一升，日三服。

咳而上气，时吐浊，但从不得眠，与此证不得卧相似，惟不见黄厚胶痰，则非皂荚丸证可知。咳逆倚息不得卧为风寒外阻，吸起痰饮，与此证不得卧同，而心痛彻背为独异，则非小青龙汤证可知。夫肺与皮毛，束于表寒，则浸成留饮，甚至倚息不得卧，惟胸背痛为胸痹的证，固当从本证论治，特于前方加生半夏以蠲饮，所以别于前证也。

胸痹，心中痞气，气结在胸，胸满，胁下逆抢心，枳实薤白桂枝汤主之，人参汤亦主之。

枳实薤白桂枝汤方

枳实（四枚）　薤白（半斤）　桂枝（一两）　厚朴（四两）　栝楼实（一枚捣）

上五味，以水五升，先煮枳实、厚朴，取二升，去滓，内诸药，煮数沸，分温三服。

人参汤方

人参、甘草、干姜、白术各三两

上四味，以水八升，煮取三升，温服一升，日三服。

寒缚于表，而肺气内停，清阳之位固已为阴霾所据，日久遂变痰涎，痰积于上，故胸中痞气，留积不散。胸中为上焦，发水行气之道路，下焦水道，由肾下接膀胱，肾膀并在胁下，胸中阻塞，胁下水气为阴霾所吸，乃从胁下逆行，冲迫心下。尝见土润溽暑之时，云阴昼晦，地中水气，为在上蒸气吸引，暴奔于上，俗名挂龙。自非雷以动之，风以散之，雨以降之，安在于顷刻之间，俾天光下济。枳实、栝楼实达痰下行，譬之雨；薤白通阳，譬之雷；厚朴燥湿，譬之风，而胸中阴霾之气乃一泄无余矣。上无所引，则下无所吸，但得胸满一去，而胁下之逆抢自定。至于人参汤一方，乃服汤后调摄之方，而非胸痹正治，明者辨之。

胸痹，胸中气塞，短气，茯苓杏仁甘草汤主之，橘枳生姜汤亦主之。

茯苓杏仁甘草汤方

茯苓三两　杏仁五十个　甘草一两

上三味，以水一斗，煮取五升，温服一升，日三服，不瘥更服。

橘枳生姜汤方

橘皮一斤　枳实三两　生姜半斤

上三味，以水五升，煮取二升，分温再服。

胸中气塞，其源有二，一由水停伤气，一由湿痰阻气。水停伤气，以利水为主，而用茯苓为君，佐杏仁以开肺，甘草以和中，而气自顺。湿痰阻气，以疏气为主，而君橘皮、枳实以祛痰，生姜以散寒，而气自畅，证固寻常，方亦平近，初无深意者也。

胸痹，缓急者，薏苡附子散主之。

薏苡附子散方

薏苡仁十五两　大附子十枚（炮）

上二味，杵为散，服方寸匕，日三服。

胸痹缓急，仲师以薏苡附子散为主治之方。薏苡祛湿，附子散寒，此固尽人能言之，但"缓急"二字，毕竟当作何解，病状未知而妄议方治，恐亦误人不浅也。盖胸为太阳出入之道路，湿痹则痛，平时痛缓，遇寒则痛急，故谓之缓急，方用薏苡以祛湿，大附子以散寒，欲药力之厚，故散而服之，病不可以急攻，故缓而进之。方中薏苡用至十五两，大附子十枚，以今权量计，大附子每枚当得一两半，则十枚亦得十五两矣，谁谓古今权量之不同耶。

心中痞，诸逆，心悬痛，桂枝生姜枳实汤主之。

桂枝生姜枳实汤方

桂枝、生姜各三两　　枳实五两

上三味，以水六升，煮取三升，分温三服

湿痰阻于膈上，则心阳以不达而痞，心阳不达，则胸中之阳气虚，阳虚于上，肾邪凌之，冲气逆之，而心为之悬痛，治之者当伏其所主，扶心阳破湿痰，则痞去而痛止矣，此用桂枝枳实生姜之意也。

心痛彻背，背痛彻心，乌头赤石脂丸主之。

乌头赤石脂丸方

乌头一分（炮）　　蜀椒、干姜各一两　　附子半两　　赤石脂一两

上五味，末之，蜜丸如桐子大，先食服一丸，日三服，不知稍加服。

前证心痛彻背，既出栝楼薤白半夏汤方治矣，此并见背痛彻心之证，其不当以前方混治，固不待言。按五脏风寒积聚篇云："心中寒者，其人苦病心如噉蒜状，剧者心痛彻背，背痛彻心，譬如虫注。脉浮者，自吐乃愈。"然心何以中寒，何以如噉蒜状，痛何以如虫注，何以自吐乃愈，与乌头赤石脂丸证，是一是二，是皆不可知也。盖此证与胸痹同，阳微于上，阴乘于下也，如噉蒜者，形容无可奈何之状，谚所谓猢狲吃辣胡椒也。注之言窜，背方痛而已窜于心，心方痛而又窜于背，一似虫之窜于前后，故如虫注。心阳衰微，阴寒乘之，自生湿痰，自吐乃愈者，吐其湿痰，心阳始不受困也。盖此即乌头赤石脂丸证，以肾邪之凌心也，故用乌头、附子。以其如虫注也，故用蜀椒（湿痰有虫，蜀椒有杀虫之功，而并温化湿痰）。以其寒也，故用干姜。以水邪之

上僭也，故用止涩之赤石脂（观桃花汤及赤石脂禹余粮汤，可见止水功用）。方中乌头炮用，附子生用，一以固表阳，一以去肾寒，其中皆有深意，独怪近日药肆，至于不备生附子，有书于方笺者，反以为怪，则庸工之教也（脉浮者能吐，故无方治，此证脉必沉紧，故别出方治如此）。

腹满寒疝宿食病脉证治第十

跌阳脉微弦，法当腹满，不满者必便难，两胠疼痛，此虚寒从下上也，当以温药服之。

跌阳脉在足背，为胃脉之根，其脉当滑大而和，今以微弦之脉见于跌阳，是谓阴加于阳。阴邪上逆，是生胀㿗，譬之瓮水坚冰，沃以沸汤，犹恐不济，稍事迟疑，则砉然崩裂矣。所以然者，寒之力百倍于热也。是故寒入太阴则腹满，不满亦必痰涎壅阻，浸成痼瘕，而大便不通。寒水上逆，则水道不行而两胠疼痛。两胠为下焦水道从出之路，寒水膨则腰中痛引两胠，所谓虚寒从下上者，为水邪将上干阳位也。仲师但言温药服之而未出方治，窃意当用大黄附细辛汤，所以然者，以腹满兼有寒痰故也（门人俞哲生言腹满脉弦者无宿食，宜附子粳米汤，便难者有宿食，故宜温下，亦通）。

病者腹满，按之不痛为虚，痛者为实，可下之。舌黄未下者，下之，黄自去。

同一腹满，要有阴寒宿食之辨。宿食则按之而痛，不按亦痛。阴寒亦有时而痛，按则痛止。然证情时有变迁，不当有先人之见，予曾与丁济华治肉铺范姓一证，始病喜按，既服四逆汤而愈矣。翌日剧痛，按之益甚，济华决为大承气证，书方授之，明日问其侄，愈矣。又与陈中权、黄彝鼎诊叶姓女孩，始病腹满不食，渴饮不寐，既下而愈矣。翌日病者热甚，予乘夜往诊，脉虚弦而面载阳，乃用附子理中汤，一剂而瘥。可见腹满一证，固有始病虚寒得温药而转实者，亦有本为实证，下后阴寒乘虚而上僭者，倘执而不化，正恐误人不浅也。至于舌苔黄厚或焦黑，大承气一下即愈，此庸工能知之，不具论。

腹满时减，复如故，此为寒，当与温药。

腹满不减，减不足言，仲师既出大承气方治矣。此却以时减时满为寒，知虚实之辨，即在减与不减矣。盖宿食有形，阴寒无形，有形者不能减，无形者，能减，此人之所易知也。尝视同乡章向青腹满证，病经半载，马泽人投以熟附子，则稍减，予改用生附子三钱，佐以干姜、白术，五六剂减其太半，六月中至上海，以方示恽铁樵，以为不必再服，由恽处方服之，无效，后赴丹阳访贺医，乃用海参肠、韭菜子等味，曰："及此湿令治愈，乃不复发"，回江阴后，服至十余剂，病乃大痊，乃知去病方治，不可太过也。

病者痿黄，燥而不渴，胸中寒实，而利不止者，死。

病者痿黄，寒湿之象也。燥而不渴，寒湿隔于中脘，胃中无热而津不上输也。胸中寒实而利下不止，是为上下俱寒，生阳俱绝，故仲师以为必死，然用大剂术、附以回阳，用祛湿之赤石脂、禹余粮以止涩下焦，或亦当挽救一二也。

寸口脉弦者，即胁下拘急而痛，其人啬啬恶寒也。

寸口脉弦者，即太阳病浮紧之脉。太阳之脉，出脑下项，夹脊抵腰中，太阳本寒入里，故胁下拘急而痛，啬啬恶寒，病在皮毛，此当用葛根汤，使下陷之寒邪循经上出而外达皮毛，便当一汗而愈，盖胁下之拘急，原等于项背强也。

夫中寒家，喜欠，其人清涕出，发热，色和者善嚏。
中寒，其人下利，以里虚也。欲嚏不能，此人肚中寒。

寒有微甚不同，轻者在肺，是为表寒，重者在肚，是为里寒，不曰在胃而曰在肚者，以太阳寒水与太阴湿土混杂，病在脾而不在胃也。胃气郁而欲伸，故喜欠。肺窍之气，经寒化水，故清涕出。善嚏者，清寒入肺窍，肺中热气与之相冲激也。体中之血，与寒相抗，故发热。寒不入营，故色和，此证俗名伤风，以荆、防、姜、苏煎熏头面而即愈者也。但失此不治，寒水陷入太阴，即病下利，寒入于里，不得外泄，故欲嚏不得，此时惟有重用五苓散，使水气从小便出，庶为近之，所谓因势利导也。

夫瘦人绕脐痛，必有风冷，谷气不行，而反下之，其气必冲，不冲者，心下则痞。

风邪挟寒，由肌腠入，则脾阳为之不运，故表受风寒者，多不欲食，此谷气所由停也。谷气停则浊不行，故绕脐痛，此寒积也。治此者即宜四逆、理中，否则亦当温下，若误用寒凉，则气必上冲，所以然者，宿食去而风寒不去也。按太阳篇："下之后，气上冲者，可与桂枝汤，不上冲者，不得与之。"所以然者，气上冲，则风邪不因下而陷，故仍宜桂枝汤，若不上冲而心下痞，便当斟酌虚实，而用泻心汤矣。

病腹满，发热十日，脉浮而数，饮食如故，厚朴七物汤主之。
厚朴七物汤方

厚朴半斤　甘草、大黄各三两　大枣十枚　枳实五枚　桂枝二两　生姜五两

上七味，以水一斗，煮取四升，温服八合，日三服。呕者，加半夏五合。下利，去大黄。寒多者，加生姜至半斤。

解外与攻里同治，此俗医所诃，悬为厉禁者也。病见腹满发热，是为表里同病。十日脉浮数，饮食如故，则里实未甚，而表邪未去。表邪为风，故用中风证之桂枝汤而去芍药。里实为大便硬，故用和燥气之小承气汤，此仲师参变方治，不从先表后里之例者也。辛未秋七月，予治虹庙弄吴姓小儿，曾用此方，下后热退腹减，拟用补脾温中法，病家不信，后仍见虚肿，延至八月而死，可惜也（下后脾虚，则气易胀，虚而寒气乘之，则寒亦能胀）。

腹中寒气，雷鸣切痛，胸胁逆满，呕吐，附子粳米汤主之。
附子粳米汤方

附子一枚（炮）　半夏、粳米各半升　甘草一两　大枣十枚

上五味，以水八升，煮米熟，汤成，去滓，温服一升，日三服。

此中阳将败，水寒上逆之证也。寒乘中气之虚，故曰寒气。水走肠间，故雷鸣。寒气结于太阴部分，故切痛。切痛者，沉着而不浮也。胸胁逆满而呕吐者，阳虚于上而肾脏虚寒，乘中阳之虚而上僭也。附子粳米汤用炮附子一枚以回肾阳，用粳米、甘草、大枣以扶中气，复加半夏以降冲逆。肾阳复则虚寒之上逆者息矣。中气实则雷鸣切痛止矣。冲逆降则胸胁逆满呕吐平矣。或谓腹中雷鸣为有水，故纳生半夏以去水，寒气在腹，故切痛，故用附子以定痛，说殊有理，并存之。

痛而闭者，厚朴三物汤主之。

厚朴三物汤方

厚朴八两　大黄四两　枳实五枚

上三味，以水一斗二升，先煮二味取五升，内大黄煮取三升，温服一升，以利为度。

病腹满发热，为表里同病，故参用桂枝汤以解外。若但见腹痛便闭而不发热，厚朴三物汤已足通大便之闭，一下而腹痛自止矣。

【按】此方即小承气汤，惟厚朴较重耳。

按之心下满痛者，此为实也。当下之，宜大柴胡汤。

大柴胡汤方

柴胡半斤　黄芩、芍药各三两　半夏半斤　枳实四枚　大黄二两　大枣十二枚　生姜五两

上八味，以水一斗二升，煮取六升，去滓再煎，温服一升，日三服。

今日之医家，莫不知大柴胡汤为少阳阳明合病方治，而仲师乃以治心下满痛，心下当胃之上口，满痛为胃家实，非必尽关少阳，此大可疑也。不知小柴胡汤本属太阳标阳下陷方治，按伤寒之例："太阳病，汗下利小便，亡其津液，则转属阳明，汗出不彻者，亦转属阳明"，一为寒水发泄太尽，一为标热下陷，故心下支结，外证未去者，柴胡桂枝汤主之。发热汗出，心下痞硬，呕吐下利者，大柴胡汤主之。可见太阳将传阳明，其病心见于心下矣。此心

下满痛所以宜大柴胡汤，亦犹心下痞硬，呕吐下利者之宜大柴胡汤，皆为标热下陷而设，初不关于少阳也。

腹满不减，减不足言，当下之，宜大承气汤。

大承气汤方

见"伤寒阳明篇"，又见"痉病"。（说详"腹满时减"条，并见《伤寒·阳明篇》）

心胸中大寒痛，呕不能饮食，腹中满，上冲皮起，出见有头足，上下痛而不可触近者，大建中汤主之。

大建中汤方

蜀椒二合（炒去汁）　　干姜四两　　人参一两

上三味，以水四升，煮取二升，去滓，内胶饴一升，微火煎取二升，分温再服，如一炊顷，可饮粥二升，后更服，当一日食糜粥，温覆之。

阳气痹于上，则阴寒乘于下。心胸本清阳之位，阳气衰而寒气从之，因而作痛。寒入于胃，则呕而不能饮食。寒入太阴则腹中满。寒气结于少腹，一似天寒，瓶水冻而欲裂，于是上冲皮起，见有头足，上下俱痛而不可触近。此病于脾胃特重，故用大建中汤。干姜以温脾，人参以滋胃，加饴糖以缓痛，饮热粥以和中，特君蜀椒以消下寒，不待附子、乌头，便已如东风解冻矣。

胁下偏痛，发热，其脉紧弦，此寒也，以温药下之，宜大黄附子汤。

大黄附子汤方

大黄三两　　附子三枚　　细辛二两

上三味，以水五升，煮取二升，分温三服，若强人煮取二升半，分温三服，服后如人行四五里，进一服。

弦为阴脉，主肾虚而寒动于中。寒水上逆，则为水气，为饮邪。阳虚于上，阴乘于下，则为胸痹，为腹满、寒疝。本条云："胁下偏痛，发热，其脉紧弦，此寒也，以温药下之，宜大黄附子汤。"夫胁下偏痛，何以知为寒水凝结？发热似有表证，何以知其当下？诊病者要不可无定识也。胁下为肾，属中下二焦水道之关键（由中焦而上出胸中，上接肺阴，出皮毛为汗，肺气下行，津液还入胃中，滋溉大肠，余则由胁下肾脏走下焦，输泄膀胱为溺）。水道阻于关键，故胁下痛。伤寒误下成痞，足为旁证。卧者平时偏着之处，即为痛处，所以然者，着则气凝也。阴寒内据，则浮阳外越；阴寒不破，则孤阳无归，且其脉紧弦，发热则见数，用大黄附子汤者，后文所谓脉弦数者当下其寒也。方中附子、细辛以去寒而降逆，行水而止痛，更得大黄以利之，则寒之凝瘀者破，而胁下水道通矣。《内经》云："痛则不通。"岂其然乎。

寒气厥逆，赤丸主之。

赤丸方

乌头（二两炮）　　茯苓（四两）　　细辛（一两）　　半夏（四两）

上四味，末之，内真朱为色，炼蜜为丸，如麻子大，先食饮，酒下三丸，日再夜一服，不知，稍增之，以知为度。

寒气厥逆，此四逆汤证也，然则仲师何以不用四逆汤而用赤丸，知此意者，方可与论赤丸功用。盖汤剂过而不留，可治新病，不可以治痼疾，且同一厥逆，四逆汤证脉必微细，赤丸证脉必沉弦，所以然者，伤寒太阴少阴不必有水气，而寒气厥逆即从水气得之。肾虚于下，寒水迫于上，因病腹满。阳气不达四肢，乃一变而为厥逆。方用炮乌头二两，茯苓四两（茯苓无真者，惟浙苓为野山所产，但不出省，云南产更少），细辛一两，生半夏四两，朱砂为色，取其多，炼蜜成丸，取其不滑肠，无分量者，但取其足用也。方治重在利水降逆，便可知厥逆由于水寒，即乌头、细辛有回阳功用，实亦足以行水而下痰。朱砂含有铁质，足以补血镇心，使水气不得上僭。丸之分量不可知，如麻子大则甚小，每服三丸，日再服，夜一服者，欲其缓以留中，使得渐拔病根也。此则用丸之旨也。

腹满，脉弦而紧，弦则卫气不行，即恶寒，紧则不欲食，邪正相抟，即为寒疝。寒疝绕脐痛，若发则白津出，手足厥冷，其脉沉紧者，大乌头煎主之。

大乌头煎方

乌头（大者五枚熬去皮不必咀）

上以水三升，煮取一升，去滓，内蜜二升，煎令水气尽，取二升，强人服七合，弱人五合，不瘥，明日更服，不可一日更服。

今人用附子，熟者能用一钱，已为彼善于此，至于生附用至三钱，已令人咋舌，况在乌头？脱遇重证，有坐视其死耳，又其甚者，已不能用，而又禁病者之服，非惟寡识，抑又不仁，予读《金匮》，至大乌头煎及乌头桂枝汤，为之废书三叹。乌头药力，大于附子，干者小于附子。一枚合今权三钱有奇，五枚当得今权一两半，以水三升煮取一升，去滓，纳蜜二升，煎令水气尽，取二升，乌头之膏液，固已尽入于蜜，强人服七合，则为三之一，弱人五合则为四之一，不瘥者，明日更服，何尝不慎之又慎。仲师卒毅然用此者，正以危急之证，非此不能救死也。夫寒疝所由成，大率表阳不达，而阴寒内乘。阳衰于外，故恶寒而脉弦。阴乘于内，故不欲食而脉紧。表寒与里寒并居，然后绕脐急痛，发为寒疝。阴寒内迫，至于白津下泄。剥之上九，几不得硕果之孤悬，设非大破阴寒，此证将成不救，此予所以苦口相告，愿天下有心人奉仲师为瓣香者也。

寒疝，腹中痛及胁痛里急者，当归生姜羊肉汤主之。

当归生姜羊肉汤方

当归（三两）　　生姜（五两）　　羊肉（一斤）

上三味，以水八升，煮取三升，温服七合，日三服。若寒多加生姜，成一斤。痛多而呕者，加橘皮二两，白术一两。加生姜者，亦加水五升，煮取三升二合，服之。

人体血分多则生热，水分多则生寒。腹为足太阴部分，脾为统血之脏，水胜血寒则腹痛。胁下，足少阴部分。肾为寒水之脏，水气太盛，则胁痛而里急。当归生姜羊肉汤，当归、羊肉以补血，生姜以散寒而其痛自止。虚寒甚者，可于本方加生附子一枚，不但如仲师方后所载，痛多而呕者加橘皮、白术已也（此为妇科温经补血良剂，另详）。

寒疝，腹中痛，逆冷，手足不仁，若身疼痛，灸刺诸药不能治，抵当乌头桂枝汤主之。

乌头桂枝汤方

乌头五枚

上一味，以蜜二升煎，减半去滓，以桂枝汤五合解之。令得一升后，初服五合，不知，即服三合，又不知，复加至五合。其知者，如醉状，得吐者为中病。

腹痛逆冷，手足不仁，身疼痛，视大乌头煎一证，似为稍缓。按《伤寒论》，凡身疼痛而无里证者，用麻黄汤以解表，兼里证而欲使之外达者，则用桂枝汤以解肌。乌头桂枝汤用乌头煎以回里阳，复加桂枝汤以救表阳，以蜜二升煎减半者，煎去蜜之半而止，复减其半，而取桂枝汤之半数相加，合得一升而又仅服五合，不知更服三合，又不知，更服五合，岂不慎之又慎，最后却云："其知者如醉状，得吐者为中病。"此非亲验者不能言，盖乌头性同附子，麻醉甚于附子，服后遍身麻木，欲言不得，欲坐不得，欲卧不得，胸中跳荡不宁，神智沉冥，如中酒状。顷之，寒痰从口一涌而出，胸膈便舒，手足温而身痛止矣。服生附子者，往往有此见象，予与长女昭华，俱以亲试而识之，但昭华因痰饮服之，则呕痰而愈，予以寒利服之，则大泄而愈，要其为麻醉则一也。

其脉数而紧，乃弦，状如弓弦，按之不移，脉数弦者，当下其寒。脉紧大而迟者，必心下坚。脉大而紧着，阳中有阴，可下之。

脉数为阳热，为气。紧弦则为阴寒，为水。惟其独阴无阳，故脉如弓弦。按之不移者，言其紧张搏指，盖虽有歧出之脉，要当以弦脉为准，此正如航海南针，随所往而不迷所向，故无论脉弦而数，脉紧大而迟，脉大而紧，皆当以温药下之，而浮阳之数与大，俱可不问矣。仲师但言当下其寒，心中坚，阳中有阴，未出方治，陈修园以为即大黄附子汤，殆不诬也。

问曰："人病有宿食，何以别之？"师曰："寸口脉浮而大，按之反涩，尺中亦微而涩，故知有宿食，大承气汤主之。脉数而滑者实也，此有宿食，下之愈，宜大承气汤。下利不欲食者，此有宿食，当下之，宜大承气汤。"

大承气汤方（见"伤寒阳明篇"，又见"痉病"。）

予每见脉滑数及下利不欲食者，既莫不以大承气汤为主治之方矣，此脉证之易知也。凡人胸腹上下有凝滞之处，其脉必滑，是故湿痰多者其脉滑，妊娠者其脉滑，中有所阻，而气反有余也。下利不欲食，其人必有渴饮，阙上痛，不寐，或心痞闷及腹痛拒按诸证，惟寸口浮大，按之反涩，尺中微而涩者，最为难辨。盖浊阴不降，阳气不宣，故脉涩。寸口脉大者，肺与大肠为表里，腑气不通，肺中吸入之气格而不受，故寸口独大，此可见吸气必促。涩者，凝滞之象，按之反涩，即可见腑滞不行，合之尺中之微而涩，益可决为当下之证矣。按《伤寒》阳明篇有谵语，潮热，脉滑疾服小承气汤，不转矢气，脉反微涩者为难治，彼惟不见浮大，而但见微涩，故为里虚，此则寸口浮大，气不下达，故知为宿食也。

宿食在上脘，当吐之，宜瓜蒂散。

瓜蒂散方

瓜蒂一分（熬黄）　赤小豆二分（煮）

上二味杵为散，以香豉七合，煮取汁，和散一钱匕，温服之，不吐者少加之，以快吐为度而止。

宿食在上脘，其气痞闷而不通，下不入于小肠，留积中脘，梗塞而不能下，非引而越之，使之倾吐而出，则胃气不降而新谷不纳，故宜瓜蒂散以吐之。盖此证必有寒痰，故《伤寒论》谓之胸有寒，可见宿食所以留积上脘者，为湿痰所格故也。

脉紧如转索无常者，宿食也。
脉紧，头痛，风寒，腹中有宿食不化也。

宿食而见涩脉，已不易辨，至于紧脉，则尤在疑似之间，紧为表寒，惟表寒之紧，按之益紧，惟宿食之脉，则如转索无常，忽松忽紧，亦有因外感风寒而停食者，其脉亦紧，其头必痛，此头痛为矢气上冲，一经下后，当得微汗，头痛止而风寒亦散矣。此予在苏垣亲验之。

五脏风寒积聚病脉证并治第十一

肺中风者，口燥而喘，身运而重，冒而肿胀。

《内经》言肺风之状有三，一曰"多汗恶风"，即太阳中风证象，杂病亦有之，盖即"痉湿暍篇"所谓"脉浮，身重，汗出，恶风"之防己黄芪汤证。汗欲泄而风从毛孔相薄，故恶风。风中于毛，湿留于肌，故身重。在表，故脉浮，可见《内经》言"汗出恶风"，即本篇"身运而重"之证。身运者，风动于外，头目眩转，坐立不定之象也。二曰"时咳"，此即"咳嗽上气篇"所谓"风舍于肺，其人则咳，上气喘而燥，欲作风水，发其汗即愈"之证也，可见《内经》所谓时咳，即本篇"口燥而喘"之证。风薄于外，故燥，湿藏于内，故喘也。三曰"昼瘥暮甚"，此即"身疼，发热，日晡所剧"之麻黄杏仁薏苡甘草汤证也。失此不治，表阳日痹，寒水陷于皮中，乃变为一身悉肿之风水，而为越婢汤证，甚则为久咳苦冒之支饮证。可见《内经》言昼瘥暮甚，为本篇冒而肿胀之积渐。水气停蓄，故肿胀。冲气上逆，故冒也。合参之而其义始备也。

肺中寒，吐浊涕。

寒从皮毛入，即内应于肺，太阳寒水为之不行，气闭热郁，乃吐浊涕。表寒不散，即里热不清，发其汗即愈，若不知病源而漫为清燥，失之远矣。

肺死脉，浮之虚，按之弱如葱叶，下无根者，死（脉，旧讹脏，今订正）。

肺脉之绝也，《内经》谓之"但毛无胃"，此云："浮之虚，按之弱如葱叶，下无根者死"，盖浮按即轻如风絮，软若游丝，稍重似有，沉取则无之脉也。得此脉者，其气不续，故主死。按肺死藏之"藏"字，当为"脉"字之误，诸家解为真脏脉，文义不通，特更正之。

肝中风者，头目眴，两胁痛，行常伛，两臂不举，舌本燥，善太息，令人嗜甘（此条"两臂不举"三句，旧在后条，今订正之）。

肝为藏血之脏，而主一身之筋节，所谓中风者，亦血虚生风之类，非比肺脏外应皮毛，真有外风袭之也。肝脏血虚，则风动于上而头目，此证仲师无方治，当用熟地以补血，潞参以补气，重用龙骨、牡蛎以镇之，其效至速，万不可疏风破气。甚者，目中房舍林木旋转不已，往往途中颠仆。至于两胁痛，行常伛，则血弱气尽，邪正相抟，结于胁下之小柴胡汤证也。肝脏血足则柔，风胜则燥，燥气薄于脾脏则腹痛，食甘稍缓，故令人嗜甘，此"先予小建中汤，不差者与小柴胡汤"之证也。按后节"两臂不举"三语，亦为肝中风，列于肝中寒下，实为传写之误。风燥而血不养筋，故两臂不举，血虚于下，风胜于上，故舌本燥（《内经》肝中于风，嗌干）。风胜而气郁，故善太息，此理甚明，特订正之。

肝中寒者，胸中痛，不得转侧，食则吐而汗出也。

肝中寒之证有三，曰胸中痛，曰不得转侧，曰食则吐而汗出。胸中痛有二证，一为水寒血腐，蛔虫滋生，固当有蛔上入膈之乌梅丸证，谓之蛔厥。亦有如后文所云"胸常气痞，按之小愈"之旋覆花汤证，谓之肝着。肝胆之气，主疏泄营卫二气，太阳寒水与太阴寒湿并居，则肝胆不得疏泄，故凝滞胸膈作痛。不得转侧亦有二，一为寒阻胸膈，阳气不通，水道阻于下焦，痛连胁下，不得转侧，则为"胸胁苦满，往来寒热，或胁下痞硬"之小柴胡汤证；亦有"脾藏蕴湿，寒湿凝闭肌腠"者，则为"一身尽重不可转侧"之柴胡加龙骨牡蛎汤证。肝胆与胃同部，胃底原有消食之胆汁，肝中寒，则胃中亦寒，故食即吐酸而汗出，此即"呕而胸满"之吴茱萸汤证。阳明病之不能食为胃中虚冷，亦正以肝脏困于寒湿，消食之胆汁少也。

肝死脉，浮之弱，按之如索不来，或曲如蛇行者，死。

肝脉之绝也，《内经》但言"但弦无胃"，此云"浮之弱"，谓浮取之无力也，重按之则如绳索之弦急，忽然中止，则弦而见代脉矣。曲如蛇行，即痉证。发其汗，其脉如蛇之证，盖筋脉以燥而强急也。

肝着，其人常欲蹈其胸上，先未苦时，但欲饮热，旋覆花汤主之。

旋覆花汤方

旋覆花三两（即金沸草）　　葱十四茎　新绛少许

上三味，以水三升，煮取一升，顿服。

肝着之病，胸中气机阻塞，以手按其胸则稍舒，此肝乘肺之证也。胸中阳气不舒，故未病时当引热以自救。旋覆花汤方用葱十四茎，以通阳而和肝，旋覆花三两以助肺，新绛以通络而肝着愈矣。

心中风者，翕翕发热，不能起，心中饥，食即呕吐。

风邪入脏，舌即难言，口吐涎，中风篇既言之矣。乃又有"翕翕发热，不能起，心中饥，食即呕吐"之证，与前证是一是二，前人未有言及此者，此大可疑也。按此为风邪袭肺，吸动心阳之证，心阳随卫气外泄，故翕翕发热。热伤气，故无气以动而卧不能起。心营虚，故嘈杂似饥。胃底胆汁为风阳吸而上逆，故食入即呕吐。风一日不去，则心阳一日不定，胃气一日不和，是当用黄芪、防风以泄风，甘草、大黄以降逆，不必治风而风自愈，若漫用羚羊以熄风，犀角以凉心则失之矣。

心中寒者，其人苦病心如噉蒜状，剧者心痛彻背，背痛彻心，譬如虫注，其脉浮者，自吐乃愈。

此乌头赤石脂丸证，说详胸痹篇不赘。

心伤者，其人劳倦，即头面赤而下重，心中痛而自烦，发热，当脐跳，其脉弦，此为心藏伤所致也。

此营虚证也。营虚则虚阳浮于上而头面赤。浊阴滞于下,浮阳吸之,则为下重。下重者,大便欲行而气滞也。此证当便脓血,但证由劳倦而见,即属虚寒,当用桃花汤以温中去湿,或用四逆、理中,而非实热之白头翁汤证。阳气浮于上,则心中热痛,自烦发热。浮阳吸肾邪上僭,则当脐跳动,此与发汗后欲作奔豚同。脉弦者,阴寒上僭之脉也,此盖心阳虚而冲气上冒之证,故曰为心藏所伤,法当用桂枝以扶心阳,甘草、大枣以培中气,桂枝加桂汤、茯苓桂枝甘草大枣汤,正不妨随证酌用也。

心死脉,浮之实,如麻豆,按之益躁疾者死。

心脉之绝,《内经》云"但钩无胃",谓如带钩之坚实数急而不见柔和也。此云"浮之实,如麻豆",即以坚实言之。按之益躁疾,即以数急而不见柔和言之也。

邪哭,使魂魄不安者,血气少也。血气少者属于心,心气虚者,其人则畏,合目欲眠,梦远行而精神离散,魂魄妄行。阴气衰者为颠,阳气衰者为狂。

"邪哭"当从黄坤载作"邪入",陈修园谓"如邪所凭而哭",此望文生训之过也。表邪乘里,必从其虚,气少则卫虚,血少则营虚,营卫两虚,则外邪从皮毛肌腠而入。曰"使人魂魄不安"者,不过言梦寐之不安,原不指肝、肺二藏言也。心为主血之藏而主脉,营气之环周应之,故血气少者属于心。心气虚,则中馁,故善畏。神魂不宁,故合目即梦远行而精神离散,魂魄妄行,譬之釜下薪火将灭,烟腾而熛飞,将一散而不可收也。此证正虚为重,外邪为轻,治此者,朱砂以镇之,枣仁以敛之,熟地、潞参、当归以补之,而又加远志以化痰,半夏以降逆,秫米以和胃,或者十活四五,否则积之既久,虽不即死,为癫为狂,将成痼疾矣(太阴无阳气,则脾藏聚湿成疾,痰蒙心窍是为癫。阳明无阴气,则肠胃积燥生热,热犯心包是为狂)。

脾中风,翕翕发热,形如醉人,腹中烦重,皮目𥉂𥉂而短气。

脾脏主湿,风中肌肉,内应于脾,留着不去,即为风湿。原其始病,盖即《伤寒·太阳篇》系在太阴之证也。翕翕发热,形如醉人,此即太阳篇

"翕翕发热，鼻鸣，干呕"之桂枝汤证。腹为足太阴部分，风中脾藏，里湿应之，风湿相抟，故腹中烦重。风淫于上，吸水湿上行，肺气为之阻塞，故皮目瞤瞤而短气。此证湿邪不流关节而入于里，轻则为风湿，重则为风水。风邪吸于上，则湿邪壅于腹部而不行，非去其上之所吸，则下部之壅湿不去，窃意越婢加术汤，亦可用也。

脾死脉，浮之大坚，按之如覆杯洁洁，状如摇者，死。

脾脉之绝，《内经》言"但代无胃"，而不举其形状，此言浮之坚，按之如覆杯洁洁，即但代无胃之的解也。浮取似实，重按绝无，或如杯中酒空，覆之绝无涓滴，或忽然上出鱼际，忽然下入尺部，初如摇荡不宁，继乃卒然中绝，后人所谓雀啄脉也。

趺阳脉浮而涩，浮则胃气强，涩则小便数，浮涩相抟，大便则坚，其脾为约，麻仁丸主之。

麻仁丸方

麻仁二升　芍药半斤　大黄（去皮）一斤　枳实半斤　厚朴一斤（去皮）

杏仁一升（去皮尖，熬，别作脂）

上六味，末之，炼蜜和丸，桐子大，饮服十丸，日三服，渐加，以知为度。

此条见《伤寒·阳明篇》，趺阳脉在足背，为胃脉之根，浮则胃气上盛，涩则阴液下消。胃热盛而小便数，乃见浮涩相抟之脉。抟之为言，合也（抟，合也，义如抟沙为人之抟，言合两为一也，今本皆误搏。搏之为言，击也，义如搏而跃之之搏。按之文义，殊不可通，今订正之）。胃液日涸，遂成脾约，此脾约麻仁丸方治，所以为阳明证也。

肾着之病，其人身体重，腰中冷，如坐水中，形如水状，反不渴，小便自利，饮食如故，病属下焦。身劳汗出，衣里冷湿，久久得之，腰以下冷痛，腹重如带五千钱，甘姜苓术汤主之。

甘草干姜茯苓白术汤方（一名肾着汤）

甘草、白术各二两　干姜、茯苓各四两

上四味，以水五升，煮取三升，分温三服，腰中即温。

由肾达膀胱，为水道所自出，古人谓之下焦，西医谓之输尿管，故有谓三焦有名无形者，不特与《内经》不符，求之仲师意旨，亦然未合，此可见汉以后医家无通才也。即以肾着一证言之，仲师言"其人身体重，腰中冷，如坐水中，反不渴，小便利，饮食如故，病属下焦"。身体重，为水湿泛滥，渗入肌肉，肌肉着湿，故体重。"腰中冷，如坐水中，形如水状"，则寒湿壅阻寒水之藏也。水气阻于腰以下，则津不上承而当渴，小便当不利，而反见口中不渴，小便自利，里藏无阳热，则小便色白，不言可知。曰"饮食如故，病在下焦"者，明其病在水道也。原其得病之始，则以身劳汗出，里衣冷湿，久久得之，盖上焦在胸中，西医谓之淋巴干，为发抒气水作汗之枢机。汗出而里衣沾渍，则毛孔闭塞，而水气内积，下注寒水之藏，则腰以下冷痛。水道虽通于下，而水之上源，不能化气外出，则积日并趋于下，输尿管不能相容，水乃溢入腹部与湿并居，故黏滞不下利而腹重如带五千钱。师主以甘草干姜茯苓白术汤者，作用只在温脾去湿，盖以腹为足太阴部分，腹部之寒湿去，不待生附走水，而腰部当温也。

肾死脉，浮之坚，按之乱如转丸，益下入尺中者，死。

肾脉之绝，《内经》云"但石无胃"，此云"浮之坚"，坚者，实也，曰"按之乱如转丸，益下入尺中"，是躁疾坚硬，动至尺后而无柔和之象也。

问曰："上焦寒，善噫，何谓也？"师曰："上焦受中焦气，未和不能消谷，故能噫耳。下焦寒，即遗溺失便，其气不和，不能自禁制，不须治，久则愈。"

此节发端，原有"三焦竭部"四字，当是编书旧标目，传钞者误入正文耳，但"竭"字亦不可解。上焦在胸中为发抒水气之总枢，上焦竭，则淋巴干乳糜不足，胸中当热，不当云善噫。下焦水道涸，则大便当硬，不当云遗溺失便。以下节三焦热观之，"竭"字当为"寒"字之误，盖寒入胸中，胃底、脬藏吸收小肠水液为上焦寒气所压，不能发抒而留于中脘，胃寒不能消谷，故善噫，噫者，气从咽中出，哑哑有声，有时兼有食臭之谓。下焦合肾与膀胱，下焦水寒，即遗溺失便不能自禁。此证正需四逆、理中，然则仲师所谓"不须治，久则愈"者，亦谓不须治上下二焦，非谓不治中焦也。善读者当自悟之。

师曰："热在上焦者，因咳为肺痿，热在中焦者，则为坚，热在下焦者，则尿血，亦令淋闭不通。大肠有寒者，多鹜溏，有热者，便肠垢。小肠有寒者，其人下重便血，有热者，必痔。"

胸中发抒水液之枢，不能自行发热，所谓上焦热者，要为大肠燥实而移热于肺，此所以因咳为肺痿也，故治痿独取阳明。热在中焦，中焦为脾与脐吸收水液之处，水液为胃热所夺，自汗过多，则胃以燥而便艰。下焦由肾接膀胱，膀胱两旁为血海，热入胞中则尿血，热留精管，败精阻之，则淋闭不通。大肠寒则便溏，热伤血络则便脓血，然亦有水寒血败，而便脓血者，桃核承气汤证，正不当与桃花汤证同治也。小肠之端为十二指肠，胆汁入焉，胆汁最燥，胆汁不足，则小肠寒而下重便血，先言下重，后言便血，此即先便后血之黄土汤证也。小肠有热，则湿热注于大肠，壅阻肛门，乃病痔疮，此证惟枯痔散最神效，方用白砒煅尽白烟研末一钱，枯矾二钱，乌梅炭研末一钱，朱砂三分，和研，手指蘸药敷痔头捻之。一日二次，五六日出臭水，水尽痔枯，重者不过半月，可以痊愈。

问曰："病者积有聚，有谷气，何谓也?"师曰："积者，脏病也，终不移。聚者，腑病也，发作有时，展转痛移，为可治。谷气者，胁下痛，按之则愈，复发为谷气。"

腹中阻滞之病，大概有三，积为脏病云者，心积伏梁，肾积奔豚，肝积肥气，肺积息贲，脾积痞气是也。然师以为终不移，似不可以概奔豚。奔豚之病，有痞块从少腹上冲心下，但痛定后仍在少腹，是终不移也。然奔豚一证，得自惊恐，要为肝肾两经病，正不当以肾积名之。心下之伏梁为予所亲见，至如中脘之痞气，左胁之肥气，右胁之息贲，皆未寓目，大抵久留不去之病，必非可以急攻者。加味平胃散，至为平稳（苍术、陈皮、厚朴、甘草、扁蓄、瞿麦炒、大麦芽、川芎各五钱，沉香、木香各一钱，大黄二两），每服药末三钱，姜汤送下，须于黄昏时不进晚餐服之，明早大便，必见恶物，一月可愈，一切加减法，在陈修园《时方妙用》中。聚有血，有痰，有气，有水，一时凝闭不通，则聚而为痞，发则辗转痛移。痰则痛在心下，血则痛达少腹，随其实而泻之，则其病易愈，故曰可治。谷气为食滞，食滞者当在脐下，此云胁下痛者，误也。按之则小愈，更发则仍痛，此证服饭灰即愈，陈修园不知"谷"为"谷"字之误，乃以为"馨"香之"馨"，亦可笑已。

诸积大法，脉来细而附骨者乃积也。寸口积在胸中，微出寸口积在喉中；关上积在脐旁，上关上积在心下，微下关积在少腹；尺中积在气冲。脉出左积在左，脉出右积在右，脉两出积在中央，各以其部处之。

积为阴寒之证，故脉细而沉。曰"在寸口，积在胸中"者，则"寸口脉沉迟"之胸痹证也。曰"微出寸口，积在喉中"者，则"妇人咽中如炙脔"之半夏厚朴汤证也。曰"关上，积在脐旁"者，则"绕脐痛，脉沉紧"之寒疝证也。曰"上关上，积在心下"者，则心积伏梁之证也。曰"微下关，积在少腹"者，自非肾积奔豚证，即瘀血在少腹不去也。曰"尺中，积在气冲"者，则妇人经候不匀，气冲急痛之证也。曰"脉出左积在左，脉出右积在右，脉两出积在中央"者，谓所病部分不同，而脉之部分应之，即《内经》上附上、中附中、下附下之义也。

痰饮咳嗽病脉证治第十二

问曰："夫饮有四，何谓也？"师曰："有痰饮，有悬饮，有溢饮，有支饮。"问曰："四饮何以为异？"师曰："其人素盛今瘦，水走肠间，沥沥有声，谓之痰饮。饮后水流在胁下，咳唾引痛，谓之悬饮。饮水流行，归于四肢，当汗出而不汗出，身体重，谓之溢饮。咳逆倚息，不得卧，其形如肿，谓之支饮。"

首节先辨四饮之名，次节进求四饮之义。水与津液并居，则为痰饮。痰黏胸膈，水湿流入痰囊，倒悬肠间，则为悬饮。水溢四肢，则为溢饮。水痰为冲气上激支撑胸膈，则为支饮。是为四饮定名。夫所谓痰饮者，太阳寒水失于开泄，外不达于皮毛，内不行于下焦，于是留积成痰。人体水分与血分平均则盛，水气不达于皮毛肌腠，血肉中水分不充则瘦，故病痰饮者，往往素盛而今瘦，水痰下注大肠，则漉漉有声，此肺病延入大肠之证也。所谓悬饮者，水至中焦，阳气不足，不能直达下焦，于是结于胁下而病支满，咳则痛引胸胁，此下焦不通之证也。所谓溢饮者，表汗不泄，与太阴之湿混杂，即身体为之疼重。疼重者，脾阳不运，肌肉为水气所痹也。水流四肢，则四肢肿，谓水从中道外溢也。所谓支饮者，冲气从下上逆，支撑无已，故咳逆倚息不得卧，表里水气壅塞，故形如肿，此则四饮之义也。

水在心，心下坚筑短气，恶水不欲饮。水在肺，吐涎沫，欲饮水。水在脾，少气身重。水在肝，胁下支满，嚏而痛。水在肾，心下悸。

心为君主之官，居清阳之位，诸藏可以有水，而心藏不当有水。所谓水在心者，直以水气凌心言之。水气不能作汗外泄，内陷中脘，则心下坚硬而短气。恶水不欲饮者，心阳被遏而中气寒也。肺主皮毛，卫气充则太阳寒水，外泄皮毛而为汗，卫气虚则太阳之气，留于胸中为水，胸中阳气蒸化，乃一变而成似痰非痰之涎沫，吐之不已，津液日耗，乃欲饮水，水入不化，涎沫益多。脾主一身肌肉，而为湿藏，水湿混杂，伤及中气，肌肉不禀中气，故少气而身重。肝脉布胁肋，水在胁下，故曰水在肝。太阳之脉夹脊抵腰中，与三焦水道并行，中焦水道瘀积，则胁下支满。胁下为寒水之藏，水道痞结，故嚏而痛，其实病不在肝也。肾水上泛，水气凌心，故心下悸，是谓五脏饮。

夫心下有留饮，其人背寒冷如掌大。

留饮者，胁下痛引缺盆，咳嗽则辄已。胸中留饮，其人短气而渴。四肢历节痛，脉沉者有留饮。

留饮之来源不同，证情则往往相类，阳气痹于外，则水邪停于里，此其握要之区，不可不察也。大抵病之所由成，莫不起于形寒饮冷，形寒者当发汗，汗出太过，内脏躁实，是病阳明，汗出不彻，即为留饮。饮冷者，中气先病，水陷于胃与大肠，转为濡泻，是病太阴。水气停蓄上膈，亦为留饮，以手入冷水浣濯，亦多病此，为其阳气痹也。以上二端，病根皆中于太阳，太阳阳气微，则汗溺俱少，始则水停心下，心下当胃之上口，久留不去，寒气遏其心阳，甚则为"心痛彻背，背痛彻心"之乌头赤石脂丸证，轻则"背冷如掌大"，而为小青龙汤证。夫饮入于胃之水液，由脾阳从小肠吸收（此脾藏，西医谓之脾，胰液所出），上输胸中是为中焦，由胸中散布皮毛是为上焦（二焦皆上行），散布不尽之水液，还入内藏（伤寒所谓津液还入胃中），由肾走膀胱，是为下焦。下焦不通，则留积胁下，水停腰部，而痛引缺盆（缺盆，俗名琵琶骨，在肩内齐颈处），咳嗽则痛不可忍，故欲咳而辄已，已者中止之谓（辄，原作撤，音近之误），此为支饮之十枣汤证。胸膈阳微，不能作汗，则水留膈上，阻塞肺藏出纳之气，因病短气，水在胸中，津液不得上承，故渴（必喜热饮）。水不循三焦故道下行，乃流溢四肢而历节痛，此为当发汗之溢饮证，于麻黄加术为宜。水寒不得阳热之化，则其脉沉弦，故曰"脉沉者，有留饮"，若脉不见沉而浮，则犹为风湿证耳。

膈上病痰，满、喘、咳、吐，发则寒热，背痛腰疼，目泣自出，其人振振身𬌗剧，必有伏饮。

伏饮之证，以痰满喘咳为见端，一触外寒，即突然呕吐涎沫，寒热交作，背痛腰疼，呕吐剧时，目泪迸出，全身𬌗动。所以见寒热者，伏饮本起于太阳，加以新寒，则太阳标本同病。太阳之脉在背，夹脊抵腰，以呕吐牵动经脉，故疼痛。气迸于头，故目泣自出。阳衰气弱，故全身振振动。今之医家，动以𬌗动为肝风，殆不然也（按此证仲师不出方治，似宜真武汤加五味、干姜、细辛，未知然否）。

夫病人饮水多，必暴喘满。凡食少饮多，水停心下，甚者则悸，微者短气。脉双弦者，寒也，皆大下后，里虚。脉偏弦者，饮也。

此节为病痰饮者推原所从来，病者液亏精耗，势必引水以自救，但中阳本虚，饮水过多，未易消解，于是停积心下，卒然而病喘满，此不惟病人为然，凡胃气素虚者皆是。水在心下，甚则目眩而心悸，譬之履危崖而俯百尺之深渊，即懔然而怵惕，其或未甚，肺中吸入之气，亦必因有所格而见促，譬之当炎暑而处无风之密室，必郁然而不怡。惟见象如此，尤当辨之于脉，脉双弦为寒，即为大下后里虚，附子理中汤证。偏弦为饮，为小青龙及苓甘五味姜辛半夏汤证，但此节特举崖略言之。尝见纳谷少而饮酒多者，往往病此，盖酒标热而本寒，酒性一过，悉成寒水，故病停饮。又有身弱多眠者，亦往往病此，盖卧者阳气停，太阳之气内伏，必聚而为湿，久久成痰，亦病停饮，固知治病者当观其通，幸无泥仲师之言而不为隅反也。

肺饮不弦，但苦喘短气。支饮亦喘而不能卧，加短气，其脉平也。

肺饮支饮，一在胸中，一在膈间。心下留饮在胸，未及中下二焦，故曰肺饮。上有湿痰之凝沍，下有太阳标热之支撑，故曰支饮。惟仲师俱谓其脉不弦，所以不弦之故，前人未有议及之者。陈修园、黄坤载并谓金能制木，此术家之言，非必为仲师意也。盖肺为水之上源，水气积而不降，但见吸入气短，寒湿犹未甚也。肾藏虚寒，寒水上逆，乃见弦脉。肺饮在上而不在下，故其脉不弦，此苓桂术甘汤及肾气丸之证，但利小便而即愈者也，而支饮胸胁支满视此矣。凡支饮眩冒之宜泽泻汤，呕吐不渴之宜小半夏汤，卒呕吐，膈间有水，眩悸者，宜小半夏加茯苓汤。一切导水下行者视此矣。盖二证初起，皆在阳位，未涉阴寒，故其脉不弦者，特为始病而言，未可据为成例，若执此而求之，则后文"咳家脉弦为有水，十枣汤主之"，设支饮不弦，"咳烦，胸中痛，不卒死"之支饮，不当更云宜十枣汤矣。设谓支饮不涉阴寒，则后文之咳而胸满者，与冒而呕者，不当用苓甘五味姜辛汤及苓甘五味姜辛半夏汤矣。要知凡饮皆始于肺，以失治而寖成支饮，支饮失治，由胸下胁，转为悬饮，胁下固厥阴脉络所在，而实为少阴之藏，水道出焉。水结胁下，肾藏乃寒，下焦寒甚，生附子亦当加入，然后叹仲师温药和之之训，为大有深意也。独怪今日市医，遇当用姜、辛之证不过五六分而止，曾亦念烧萧条之无以御水，而宣防之功不立乎！

　　病痰饮者，当以温药和之。

　　近日市医，动以不凉不热为温药，是不然。仲师云："病痰饮者，当以温药和之"，究为何等药味，此不可不辨也。据本篇云："加干姜、细辛以治咳满"，又云："细辛、干姜为热药，服之当遂渴，渴反止者，支饮也"，可知此节所谓温药，即后文所谓热药。又按太阳篇真武汤后所列加减法，咳者加五味、细辛、干姜，益可信温药之为细辛、干姜矣。

　　心下有痰饮，胸胁支满，目眩，苓桂术甘汤主之。
　　苓桂术甘汤方
　　茯苓、桂枝、白术各三两　甘草二两
　　上四味，以水六升，煮取三升，分温三服，小便则利。

　　夫短气有微饮，当从小便去之，苓桂术甘汤主之，肾气丸亦主之。
　　肾气丸　方见妇人杂病。

　　此二节，为"支饮脉平，肺饮不弦"者出其方治也。夫胸胁支满，属手少阳三焦，三焦水道不通，乃病支饮。目眩者，水饮上冒而眩晕不定也。起于心下，由胸连胁，冲气上逆，喘不能卧，故曰支饮。下焦水道不通，肺藏吸入之气不能顺受而痛、短气，故曰肺饮。仲师所出方治，皆用苓桂术甘汤者，则以饮邪初起，水气仅在三焦而不及内藏，故但扶脾藏以通阳气，使上焦气散，无吸水之力，而水道自通，水道通而饮邪去矣。但苦短气之肺饮，亦主以肾气丸者，或病在寒水之藏，不能纳气，如妇人杂病篇不得卧而反倚息之证，故同一利小便，而方治固自不同也。

【按】此二方，但可治痰饮之初病，若饮邪既盛，往往失效。

病者脉伏，其人欲自利，利反快，虽利，心下续坚满，此为留饮欲去故也。甘遂半夏汤主之。

甘遂半夏汤方

甘遂（大者三枚）　半夏（十二枚，以水一升，煮取半升，去滓）　芍药（五枚）　甘草（如指大一枚炙）

上四味，以水二升，煮取半升，去滓，以蜜半升，和药汁煎，取八合，顿服之。

卒病、宿疾之不同，一辨于脉，一辨于证，如本条所云"其人欲自利，利反快，此为留饮欲去"，其与系在太阴之"暴烦下利，日十余行，脾家实，腐积当去"者何异？然何以下利之太阴证，不治而自止。此何以虽利而心下续坚满，且太阴自利之证，其脉浮缓，此证何以脉伏，要不可不辨也。盖湿本黏滞之物，太阳寒水与太阴寒湿并居，虽为痰饮所同，而太阳伤寒内传太阴为日未久，其病根浅，故脉见浮缓。痰饮之病，以积日而后成，其病根深，故其脉见伏，伏之言沉也。病根浅者，但见下利，水湿已并入大肠，故不治而自愈。病根深者，当下利而水湿之留于膈上者，复趋心下，故心下续见坚满，而必待甘遂半夏汤以因势而利导之，方中甘遂三枚、半夏十二枚，所以去水，芍药五枚、炙甘草一枚，所以疏通血络而起沉伏之脉。盖脉伏者，水胜而血负也。药去滓而和蜜者，欲其缓以留中，使药力无微不达，并取其润下之性，使内藏积垢易去也，此甘遂半夏汤之义也（陈修园谓甘遂与甘草相反，所以同用者，欲其交战于胃中，使病根剿除，未确）。

脉浮而细滑，伤饮。脉弦数，有寒饮，冬夏难治。脉沉而弦者，悬饮内痛。病悬饮者，十枣汤主之。

十枣汤方

芫花（熬）、甘遂、大戟（各等份）

上三味，捣筛，以水一升五合，先煮肥大枣十枚，取八合，去滓，纳药末，强人服一钱匕，羸人服半钱匕，平旦温服之。不下者，明日更加半钱匕，得快利后，糜粥自养。

此节发明悬饮之积渐，欲学者明辨而施治也。其始由太阳传入太阴，故脉浮而并见细滑。滑者，湿象也。太阳失表，汗液不泄，水气乃内陷胸膈，与湿并居，即为伤饮。水邪不去，由胸及胁，乃见弦脉，是为寒饮。饮邪内陷，阳气郁伏，脉转弦数。寒饮则须温药，伏热尤须凉剂，二者不可兼顾，故冬夏难治，若夫脉沉而弦，沉则为水，弦则为痛，故悬饮而内痛。悬饮者，痰囊系于内藏，水饮蓄焉，故非破囊抉水，病必不愈。此芫花、甘遂、大戟，所以为救死之方治也。

病溢饮者，当发其汗，大青龙汤主之，小青龙汤亦主之。

大青龙汤方

麻黄（六两）　桂枝、甘草（各二两）　生姜（三两）　杏仁（四十个）　大枣（十二枚）　石膏（如鸡子大一枚）

上七味，以水九升，先煮麻黄减二升，去上沫，内诸药，煮取三升，去滓，温服一升，取微似汗，汗多者，温粉扑之。

小青龙汤方

麻黄（去节）　芍药、干姜、甘草（炙）、细辛、桂枝（各三两）五味子、半夏（各半升）

上八味，以水一斗，先煮麻黄减二升，去上沫，内诸药，煮取三升，去滓，温服一升。

溢饮一证，以水气旁溢四肢而作，识其病之所从来，便可知病之所由去，所谓解铃须问系铃人也。盖肺主皮毛，肺脏呼吸，即周身毛孔为之张弛，殆有登高一呼，群山皆应之意。皮毛闭塞于外，即内脏之呼吸不灵，发为喘咳。皮毛一日不从汗解，即咳逆一日不平，水气流溢于四肢者一日不去，此病溢饮者，所以宜大、小青龙汤也。但大青龙汤方治，为表汗里热而设，即麻杏石甘汤加桂枝、姜、枣耳。溢饮发汗用此方或用小青龙汤，其旨安在？盖脾主四肢，胃亦主四肢，中脘有热，逼内脏之水旁溢四肢者，故主以大青龙汤。水饮太甚，内脏不能相容，自行流溢四肢者，故主以小青龙汤。要其为发汗则一也。

　　膈间支饮，其人喘满，心下痞坚，面色黧黑，其脉沉紧，得之数十日，医吐下之不愈，木防己汤主之。虚者即愈，实者三日复发，复与不愈者，宜木防己汤去石膏加茯苓芒硝汤主之。

木防己汤

木防己、桂枝各三两　　人参四两　　石膏如鸡子大二枚（一本十二枚）

上四味，以水六升，煮取二升，分温再服

木防己去石膏加茯苓芒硝汤方

木防己、桂枝各三两　　茯苓四两　　人参四两　　芒硝三合

上五味，以水六升，煮取二升，去滓，内芒硝，再微煎，分温再服，微利则愈。

　　饮邪留于膈间，支撑无已，肺气伤于水，太阳阳气不得外达则喘。胸中阳痹，水液内停则满，由胸及于心下，则心下痞坚。寒湿在上，阻遏三阳之络，血色不荣于面，故其色黧黑，此与湿家身色如熏黄同。水盛于上，血分热度愈低，故其脉沉紧。得之数十日，病根渐深，医以为水在上也，而用瓜蒂散以吐之，吐之不愈，又以心下痞坚，而用泻心汤以下之，若仍不愈，医者之术穷矣。不知寒湿久郁，则生里热，胃热合胆火上抗，因病喘逆。饮邪留积不去，则上满而下痞坚，故宜苦寒之防己以泄下焦，甘寒体重之石膏以清胃热。又以心阳之不达也，用桂枝以通之。以津液之伤于吐下也，用人参以益之，此仲师用木防己汤意也。但此证，胃中无宿垢，但有胃热上冲，阻水饮下行之路，而喘满痞坚者为虚，故但于方剂中用石膏以清胃热，中脘已无阻碍，盖即阳明虚热用白虎汤之义也。若胃中有宿垢，虽经石膏清热，上冲之气稍平，但一经复发，此方即无效力，故必去清虚热之石膏加茯苓以利水道，芒硝以通腑滞，膈间支饮乃得由胃中下走小肠大肠，而一泄无余，盖阳明实热用大承气汤之义也。此虚实之辨也。

心下有支饮，其人苦冒眩，泽泻汤主之。

泽泻汤方

泽泻（五两）　　白术（二两）

上二味，以水二升，煮取一升，分温再服。

支饮，胸满者，厚朴大黄汤主之。

厚朴大黄汤方

厚朴一只　大黄六两　枳实四枚

上三味，以水五升，煮取二升，分温再服。

此承上加茯苓芒硝而别出其方治也。水在心下，静则为心悸，动则为冒眩，欲遏水邪之上泛，为木防己汤加茯苓所不能治，仲师因别出泽泻汤，所以抉泛滥之水而厚其堤防也。胃中燥热，逼水上逆，则病胸满，木防己汤加芒硝所不能治，仲师因别出厚朴大黄汤方，所以破中脘之阻隔，开水饮下行之路也。

支饮，不得息，葶苈大枣泻肺汤主之。

葶苈大枣泻肺汤方　见肺痈。

肺为主气之藏，为全身呼吸出入之门户，凡肺藏有所壅阻，而全体能张而不能弛也。是故风热伤其血络，则肺藏壅塞而气闭，湿痰阻其空窍则肺藏亦壅塞而气闭，是非立破其壅塞，则呼吸不调。盖无论肺痈之喘不得卧，及本条支饮不得息，莫不以葶苈大枣泻肺汤主之。要其作用只在抉去所壅，令肺气能张能弛，初无分于血分、水分也。

呕家本渴，渴者为欲解，今反不渴，心下有支饮故也，小半夏汤主之。

小半夏汤方

半夏（一升，一本五钱）　　生姜（半斤，一本四钱）

上二味，以水七升，煮取一升半，分温再服。

本书之例，呕而不吐者为干呕。凡言呕皆兼吐言之，故吐水及痰涎，皆谓之呕。胃底胆汁不能容水，胆汁苦燥，与膈上水气相拒，则为呕吐，少阳所以善呕也。但既呕之后，胃中转燥，因而病渴，渴则水邪已去，故为欲解。今反不渴，则以心下支饮方盛，胃底胆火不炀，故以生半夏以去水，生姜以散寒，而心下之支饮当去。此证水停心下，阻其胃之上口，势必不能纳谷，呕吐哕下利篇云："诸呕吐，谷不得下者，小半夏汤主之。"即此证也。

腹满，口舌干燥，此肠间有水气，己椒苈黄丸主之。

己椒苈黄丸方

防己、椒目、葶苈、大黄（各一两）

上四味，末之，蜜丸，如梧子大，先食饮服一丸，日三服，稍增。口中有津液，渴者加芒硝半两。

腹满一证，以时减为太阴虚寒，不减为阳明实热。虚寒当温，实热当泻，此其易知者也。若绕脐剧痛之寒疝，当用大乌头煎者，已易与大实满之大承气证淆混。若夫水在肠间之腹满，抑又难为辨别，师但言腹满，口舌干燥，又不言脉之何似，几令人疑为阳明燥实。要知太阳水气，不能由肺外出皮毛，留于膈间心下，久乃与太阴之湿混杂。湿本黏腻，与水相杂，遂变水痰。肺与大肠为表里，由表入里，水痰并走肠间，因病腹满，且腹未满之时，肠中先漉漉有声，权其巅末，即可知口舌干燥，为里寒不能化气与液，其脉必见沉弦，仲师以己椒苈黄丸者，防己、椒目以行水，葶苈、大黄兼泻肺与大肠也。所以先食饭而服者，则以水邪在下部故也。

卒呕吐，心下痞，膈间有水，眩悸者，小半夏加茯苓汤主之。

小半夏加茯苓汤方

半夏（一升）　生姜（半升）　茯苓（四两）

上三味，以水七升，煮取一升五合，分温再服。

假令瘦人脐下有悸，吐涎沫而颠眩，此水也，五苓散主之。

五苓散方

泽泻（一两六铢）　猪苓、茯苓、白术（各十八铢）　桂枝（半两）

上五味为末，白饮服方寸匕，日三服，多服浆水，汗出愈。

痰饮之未成者，始于水。水因寒而停，则为饮。水与膏液混杂，则为痰。水盛则痰浮而上阻胸膈，胆胃被郁，与水冲激则卒然呕吐。痰在膈间，则心下痞痛。水气冲脑，则眩。水气凌心则悸。生半夏能去至高之水，生姜能散膈上之寒，加茯苓能决排水道，此可知仲师出小半夏加茯苓方治，正所以抑在上之水，以逆而折之也（茯苓，和面伪造，云产固不易得，浙产亦不出省，似不如改用猪苓）。语云："肥人多痰"，瘦人似不当有痰，为其肌肉皮毛中所含水分少也。水分多者，心下有水，则心下悸。水分少者，水在脐下，则脐下亦悸。水气微薄，虽不至卒然呕吐，然引动上焦亦必吐涎沫而头目眩晕。此可见仲师出五苓散方治，正所以泄在下之水以顺而导之也，此上下之辨也（同一心下悸，而发汗后之欲得按者，但用桂枝甘草汤，而不更用去水之生半夏。同一脐下悸，而发汗后之欲作奔豚，惟桂枝、茯苓同五苓散，而重用大枣、甘草以实脾，皆为正虚邪轻而设，故病同而方异也）。

咳家，其脉弦，为有水，十枣汤主之。
十枣汤方　见《伤寒论·太阳篇》，又见本篇。

水力至强，体柔而性刚，滴石则石穿，冲堤则堤坏，故病水者，其脉多弦。弦者，沉紧而搏指也。水胜则血负，血分热度日减则蒸化力弱，而卫阳虚微，故仲师以弦为减，谓阳气减也。但水势下趋，似不应上逆为咳，不知痰湿黏滞下游，水道不通，则高原泛滥日甚，是非破东南之壅塞，则西北之泽洞无归。此十枣汤一方，所以尽抉排疏瀹之能也。予每见病痰饮者，大小便往往不通，此即下游壅塞之明证，所以用十枣者，一因药力猛峻，恐伤脾胃，一因痰涎未易浣濯，用甘味之十枣，以缓芫花、大戟、甘遂之力，使如碱皂之去油垢，在渐渍，不在冲激也。

夫有支饮家，咳烦，胸中痛者，不卒死，至一百日，或一岁，宜以十枣汤。

水气支撑胸膈，故名支饮，此证大便不通，上湿下燥。肠胃之热上攻，则咳而心烦。痰积胸中，故胸中痛。不卒死者，谓不猝然而死也。然死机已伏，故有百日而死者，有经一载而死者。尝见大小便不通，气喘不得卧，卧即咳逆不得息，迭被而倚之，此一月、十五日而死者也。亦有大小便时通，发时则三五日不通，咳则目睛突出，气出不续，过即如故，但膈间留饮，愈积愈厚，则愈发愈勤，此一岁而死者也。知死之所由去，即知生之所从来，盖非猛峻之十枣汤，驱水入大肠，以抉荡肠中燥气，病不必治。予先慈邢太安人病支饮，有年矣，丙寅春，忽然昏迷若癫状，延医诊治，皆曰危在旦夕，予不得已，制十枣汤进之，夜半而利，下痰无算，明旦清醒如平人矣。后至上海恽禹九家，其孙祥官，同乡张尔常门人也，本无病，尔常以其累逃塾，使予诊之。予诊其脉，左脉弦，问所苦，则曰胸中痛，予曰真病也，以十枣汤方付之，明旦大下痰涎，冷甚，以为愈矣。翌日来诊，脉弦如故，仍令服前方，下痰更多，继以姜、辛、五味而愈，不更病矣。丙辰冬，无锡强鸿培病（此人开饭作），人皆目为肺劳，咳而上气，胸中满痛，无大小便，迭被而倚息，喘声达户外。予诊其脉，沉伏而弦急，因令服十枣汤，每服六分，日一服，每进一服，其痛渐移而下，服至四剂始下，冲气乃平。又能治小儿痰饮，俗称马脾风，七日见血即死。予尝治其寿侄，时方三岁，又治潘姓小儿，名阿煦者，皆以泻痰得愈。沈石顽自治痰饮，每服药末一钱半，两服而瘥，可见猛峻之药，益人甚于参、苓也。

久咳数岁，其脉弱者可治，实大数者死，其虚者，必苦冒，其人本有支饮在胸中故也，治属饮家。

痰饮为病，有咳烦胸中痛，或百日或一岁而死者，此期日之至促者也。至于久咳数岁，庶几恒不死之贞疾矣。然水性至刚，病之进退，皆当决之于脉，脉弱不弦，则内藏水气未甚，故其病可治。实大而数，则水邪充于内藏，故其病当死。至如脉由弱而虚，则水气当微，然久咳不已，引动冲气，必苦郁冒。所以然者，则以病人久咳，胸中原有支饮也。按此证脉虚不弦，既非十枣汤证，脉不沉紧，又非木防己汤证，方治之中，惟泽泻汤为近之。盖泽泻蠲饮，而白术补虚也。

咳逆倚息，不得卧，小青龙汤主之。

小青龙汤方　见《伤寒论·太阳篇》，又见本篇。

咳逆则气出不续。倚息不得卧，则终夜迭被而倚之，不得平卧也。寒气郁于表，饮邪被遏，则激而上冲，固应解表温里，俾外寒与里水双解，此小青龙汤方治，所以为蠲饮之主方也。

青龙汤下已，多唾口燥，寸脉沉，尺脉微，手足厥逆，气从小腹上冲胸咽，手足痹，其面翕热如醉状，因复下流阴股，小便难，时复冒者，与茯苓桂枝五味甘草汤，治其气冲。

苓桂五味甘草汤方

桂枝、茯苓各四两　　五味半升　　甘草三两（炙）

上四味，以水八升，煮取三升，去滓，分温三服。

阳气张于上，则冲气动于下，小青龙汤发其阳气太甚，则口多浊唾而燥。寸脉沉为有水，尺脉微为阴虚。手足厥逆者，中阳痹也。气从小腹上冲胸咽者，以麻黄、细辛之开泄太甚，少阴水气，被吸而上僭也。中阳既痹，故手足不仁。虚阳上浮，故其面翕热如醉状。且浮阳之上冒者，复下流阴股而吸其水道，致小水不利，阳不归根，故时上冒颠顶，方用苓桂五味甘草汤，与《伤寒·太阳篇》"发汗后，欲作奔豚"之苓桂大枣甘草汤略同。但彼为脾阳因汗后而虚，不能厚中道之堤防，故用大枣。此为肾气被热药牵引，不能摄下焦之浮阳，故用五味。要其为降冲逆则一也。

冲气即低，而反更咳，胸满者，用桂苓五味甘草汤去桂加干姜细辛，以治其咳满。

苓甘五味姜辛汤方

茯苓（四两）　　甘草、干姜（三两）　　细辛（三两）　　五味子（半升）

上五味，以水八升，煮取三升，去滓，温服半升，日三服。

降冲气而冲气低，则上冒之浮阳当息，而咳逆可止矣。而反更咳胸满，似前方失之太轻。是不然，盖前用小青龙汤，麻黄开泄太甚，迫其汗液，而阳气暴张，小腹之客气，因而上逆。中阳既痹，始则手足厥逆，继而手足痹，甚至上下颠倒，浮阳窜乱，一似电光石火，闪烁无定。此时若以温药化饮，不免助浮阳外抗，于是不得已用苓桂五味甘草汤，以收散亡之阳。盖必冲气渐低，然后可进温药，师于是有苓甘五味姜辛汤方治，以发抒胸中阳气，而除其咳满，此先标后本之治也。

咳满即止，而冲气复发者，以细辛干姜为热药也，服之当遂渴，而渴反止者，为支饮也。支饮者，法当冒，冒者必呕，呕者复内半夏以去其水。

苓甘五味姜辛半夏汤方

茯苓四两　甘草二两　细辛二两　干姜二两　半夏半升　五味半升

上六味，以水八升，煮取三升，去滓，温服半升，日三服。

此节"更复渴"三字，为衍文。"以细辛、干姜为热药"句，为假设之词，当属下读，非承上"冲气复发"言之，若承上言，似但指冲气一层，"服之当遂渴"句，转类节外生枝。若原有"更复渴"三字，则下文当遂渴反不渴，俱不可通矣。此节大旨，谓咳满止后，上膈气机已疏，当不复病，然亦有咳满方止，冲气复发者，倘因干姜、细辛为热药而发其冲气，服后当立见燥渴。乃本病燥渴，服干姜、细辛而渴反止，则前此之渴，实为支饮隔塞在胸，津液不得上承喉舌，而初非真燥，此证予寓小北门时，治宋姓妇人亲见之。病者平时常患口燥，所服方剂，大率不外生地、石斛、麦冬、玉竹、知母、花粉、西洋参之类，予见其咳吐涎沫，脉弦而体肥，决为痰饮，授以此方，服后终日不曾饮水，略无所苦，乃知仲师渴反止为支饮之说，信而有征也（此证后以咳逆不得卧，乳中胀痛，用十枣汤加王不留行，大下水痰而愈）。但支饮在胸膈间，中脘阳气被遏，必见郁冒。冒者，胃底胆汁不能容水，冲激而上逆也，故仲师言冒家必呕。盖中阳与支饮相拒，轻则虚阳上浮，甚则卒然呕吐清水痰涎，可知热药实为对病，故治法特于前方中加生半夏以去水，不更忌细辛、干姜也。

水去呕止，其人形肿者，加杏仁主之，其证应内麻黄，以其人遂痹，故不内之。若逆而内之者，必厥。所以然者，以其人血虚，麻黄发其阳故也。

苓甘五味加姜辛半夏杏仁汤方

茯苓四两　甘草、干姜、细辛各三两　五味、半夏、杏仁各半升

上七味，以水一斗，煮取三升，去滓，温服半升，日三服。

前方内半夏以去水，则心下之水气当去。水邪去，则胆胃之火不复上冲，而呕亦当止。但水方止贮中脘，气不外散，一旦决而去之，未尽之水气不能从表汗外泄，或转留皮毛之里，变为形肿。按水气病，一身面目黄肿者，则越婢加术汤主之；一身悉肿，则越婢汤主之，此水气甚而形肿，药剂中应纳

麻黄之证也。但此证业经半夏去水，水气不甚，则形肿当属虚胀，水气篇又云："虚胀者为气水，发其汗即已，脉沉者，宜麻黄附子甘草汤"，此又水气不甚而形肿，药剂中应纳麻黄之证也。故仲师既于前方中加杏仁以利肺气而泄皮毛，复申之曰："其证应内麻黄，以其人遂痹，故不内之，若逆而内之，必厥，所以然者，以其人血虚，麻黄发其阳故也。"夫此证之应内麻黄，仲师既言之矣，但何以见此证血虚？何以见形肿之为痹？何以见麻黄发汗之必厥？历来注释家，固未有能言其意者，盖水盛则血寒，血中热度既低，则吸收力薄，精液不能贯输脉道而络脉益虚，水病所以血虚也。痹之言闭，血分热度不足，则水气之在表者，不能蒸化成汗，故毛孔闭塞而形肿，若用麻黄，强责其汗，太阳阳气一时张发于外，则里气益寒而手足见厥，此即"衄家不可发汗"、"疮家不可发汗"、"失精家不可发汗"之例也。

若面热如醉，此为胃热上冲熏其面，加大黄以利之。

苓甘五味加姜辛夏杏大黄汤方

茯苓四两　甘草二两　干姜、细辛各三两　五味、半夏、杏仁各半升
大黄三两

上八味，以水一斗，煮取三升，去滓，温服一升，日三服。

水去呕止，有未尽之水气，因水方外散，痹于表分而形肿者，亦有水分已尽，胃中燥热上冒头面者，于是有面热如醉之形态。盖累进温中泄水之剂，证情决非戴阳，故于前方加杏仁外，更加大黄以利之。所以然者，则以水邪去路不出于肺，必出大肠也。

先渴后呕为水停心下，此属饮家，小半夏加茯苓汤主之。

小半夏加茯苓汤方　见上。

心下有水，脾精不得挟胃中谷气上溉肺藏而润喉舌，因而渴饮，但胃底含有苦燥之胆汁，胃中热如炽炭，不能容水，水在胃之上口，胃热出而相抗，乃病呕吐，此其所以先渴后呕也。按此节合上"呕家本渴"节，并见下"呕吐哕下利"篇，以其治属饮家，故本条独出方治也。

消渴小便不利淋病脉证治第十三

厥阴之为病，消渴，气上冲心，心中疼热，饥而不欲食，食则吐，下之不肯止。

此与《伤寒·厥阴篇》同，予向以为非一时并见之证，此特为厥阴本病言之耳。至于消渴，是殊不然，消渴所以起于厥阴者，始于肝藏血虚，血虚则内风生，胆寄肝叶之内，赖肝液为滋养，肝燥而胆不濡，则浮火易动，风与火相抟，于是肺液耗损，引水自救，水能胜有形之火，不能胜无形之风燥，于是饮者自饮，渴者自渴，此消渴所以起于厥阴也。风阳上薄，故气上撞心，热郁心房，故心中疼热。风阳上逆，故饥不欲食，风阳吸于上，胃气逆行，故食即吐。若疑为宿食，而误下之，风性疏泄，脾湿随之下陷，乃至一下而不肯止。气上冲则肺燥，屡吐则胃燥，下之不止，则肠亦燥，此为消渴所由成。推本穷原，则但清肝热，滋营血而阳自息，此证似宜黄连阿胶汤合百合地黄汤。陈修园谓当于乌梅丸，诸方按证求之，未的。

寸口脉浮而迟，浮即为虚，迟即为劳，虚则卫气不足，劳则营气竭。趺阳脉浮而数，浮即为气，数即消谷而大坚，气盛则溲数，溲数则坚，坚数相抟，即为消渴。

男子消渴，小便反多，以饮一斗，小便亦一斗，肾气丸主之。

肾气丸方　见“妇人杂病”。

今之议病者，皆以寸口脉数浮为上消，趺阳脉浮为中消，男子消渴即为下消，此不知本之言也。惟黄坤载以阳明篇为消渴之原，最得主要。《素问·别论》云："二阳结，谓之消。"黄氏引而申之曰："二阳者，阳明也。手阳明主燥化，燥在大肠则消水而便坚。足阳明亦从燥化，燥在胃则消谷而溲数。太阴行气于三阴，脉候于寸口，阳明行气于三阳，脉候于跌阳。太阴主升，阴中之阳，升于脉络，则经气盛。阳明主降，阳中之阴，降于肠胃，则腑气和。太阴虚而经气衰，故寸口浮而迟，阳明盛而府气旺，故跌阳浮而数。虚劳伤其营卫，为发热作渴之原。燥热耗其精液，为消谷引饮之渐。胃热渗于大肠，故大便坚，水饮并入三焦，故小便多。经气虚而腑气实，所谓壮火食气也。"此黄坤载本《内经》以释仲师之旨，精义不可磨灭者也。北齐道兴《造象记》附方有顿服乌麻油一升，神验，当即此证。予按黄氏此说，言阳明之燥，关于上渴下消，则甚当矣，特以上节厥阴为病核之，上下几成两橛，爰本黄说合上节而申言之。盖胃与肝同栋中部，肝居胃右而斜覆其半体，胆寄肝叶，资血液而后充，脾藏之胰液合胆汁渗入胃中，为消谷之助，肝藏血液不足，胃底独存苦燥之胆汁而消食之力更猛，故营卫以虚劳而损，胃中之燥热益增，胆管之下注十二指肠者亦愈热，因是上下俱燥，大便坚而小便更数。少阴病"自利清血，色纯青"之大承气证，亦即胆胃同病，此上渴下消之由，虽在胃与大肠之燥，实出肝阴虚而胆汁生燥也。然则首条言"饥不欲食，食即吐"，此云"消谷"，又将何说以处之？不知首节以病之发端言之，营卫虚于上，是病风燥，胆胃上逆，是病呕吐，仲师虽未明言，而其味必苦。肝阴愈亏，胃底胆火愈炽，乃一变而为消谷。肠胃既燥，大便尽坚，水气乃独行于肾膀，而饮一溲一之证具矣。按此证仲师方治主以肾气丸，在妇人杂病篇为利小便之药，此证小溲甚数，更服利水之药，小溲毋乃太多？曰"否"，此方原为调摄肾气而设，肾为水道关键，肾寒水不化气，则水势下趋而小溲数。肾阳不运则气闭，气闭则小溲不通，故病以相反而同治。盖消渴一证，原为肝脾阴虚而胆胃生燥，因致消谷便坚，不比阳明燥实，故用干地黄、山药、山茱萸，以滋养肝脾，而胆胃燥气自平。又惧其助湿也，故用泽泻、丹皮、茯苓以泄之。方中惟桂枝、附子二味最为主要，桂枝以通脾阳，胸中淋巴干受之，所以疏上焦之水气。附子以通肾阳，输尿管受之，所以温下焦之水，使得化气而润燥，所以然者，则以小溲之多实由水寒无气故也。

脉浮，小便不利，微热，消渴，宜利小便，发汗，五苓散主之。

五苓散方　见《伤寒论·太阳篇》，又见痰饮。

此条见太阳篇发汗后条下。盖因大汗之后，浮阳在表，吸下焦水气不得输泄于膀胱，但用五苓散发汗利小水，俾水道下通，津液上承，而消渴自止，此与真消渴不同，因其相似而类及之（欲发汗，服散后多饮暖水，见《伤寒论》）。

渴欲饮水，水入则吐者，名曰水逆，五苓散主之。

此条见太阳篇中风发热条下。夫渴欲饮水，固有阳明实热，少少与之而愈者，乃入口而即吐，则是水停心下，津液不生而渴饮，初非燥热，故名水逆，为下流之壅塞，此与宿食未消不能纳谷者同，故必浚其下流，津液乃得上承于喉舌，要非人参白虎、竹叶石膏诸方治，所当混投也。

渴欲饮水不止者，文蛤散主之。

文蛤散方

文蛤（五两）

上一味，杵为散，以沸汤五合，和服方寸匕。

此条见太阳篇病在阳节下而微有不同，彼以太阳标热及水气为冷水所遏，太阳寒水与标热停顿心下，意欲饮水而反不渴者出其方治，特用咸寒之文蛤，标本同治，使热随水泄而渴当止，此为渴欲饮水，水入渴不止者言之。盖以水能去阳明实热，不能去太阳标热，加以屡渴，屡饮，其水必停，标热熏灼，蕴成湿痰，水更黏滞。文蛤散用蛤壳杵细，开水和服，若今日砂漏然，隔其渣滓，使水清易利，又不独咸寒，清热已也。

淋之为病，小便如粟状，小腹弦急，痛引脐中。

仲师于淋证未出方治，但以病情而论，则此证实为虚寒。发端便曰"小便如粟状"，如粟状者，阳气不达于宗筋而精道塞也。肝肾因虚生寒，则少腹为之弦急。肾虚而寒气上乘，故痛引脐中。虽以外证验之，未尝非湿热之交阻，然有服龙胆草而加剧者，亦有服木通累斤而痿顿不起者，则以里阳不达，湿热无自而化也。吾谓治淋之法，病之初起，以疏达瘀滞为急，是犹湿热下利中有宿食而宜大承气者也。病之既久，宜温中通阳，佐以泄水，是犹下利虚寒而宜四逆、理中者也。独怪近世庸工，一遇淋证，务清肝热而败脾阳，吾见其冥路之日近矣。

趺阳脉数，胃中有热即消谷引饮，大便必坚，小便则数。

淋之为病，或小溲肿痛，或败精瘀塞，变为癃闭。病此者多懊憹欲死，坐立不安，要未见消谷引饮，大便坚而小便数者。仲师于此节既不言淋证，而其义则与趺阳脉浮而数大致略同，故予决其为衍文，若夫大肠燥，小溲赤痛，迫精外泄者，阳明证间亦有之，非淋病也。

淋家不可发汗，发汗则便血。

此条见太阳篇，与衄家不可发汗同。血与汗为同体，衄家发其汗，则阳气张于上而目直视；淋家发其汗，则阴液损于下而便血，其不从小溲出者，以津道本塞，欲出不得故也。

小便不利者，有水气，其人若渴，栝楼瞿麦丸主之。

栝楼瞿麦丸方

薯蓣（三两）　茯苓（三两）　栝楼根（二两）　附子（一枚炮）
瞿麦（一两）

上五味，末之，炼蜜丸如梧子大，饮服二丸，日三服，不知增至七八丸，以小便利腹中温为知。

天时，阳热则生湿，土膏发于地，云气上于天，然后雷雨作而沟渠通。阴寒则生燥，风霜日紧，潦水不降，于是蒸气消而溪涧塞，人但知苦热易于生燥，而不知苦寒之尤易生燥也。知此意者，然后可与论栝楼瞿麦丸方治，证曰："小便不利，有水气而渴"，此水胜血负，水寒不能化气之证也。三焦水道以肾为关键，肾寒则水停蓄于下而阳气不升。阳气不升则肺阴亏于上，而津液不降，方用栝楼根以润肺而止渴，瞿麦以导膀胱而利小便，薯蓣、茯苓以扶脾阳而抑心下水气，要惟以炮附子一枚，为方中主要。观"小便利，腹中温为知"八字，其义自见。盖未服药时，腹中必然冷痛也。

小便不利，蒲灰散主之，滑石白鱼散、茯苓戎盐汤并主之。

蒲灰散方

蒲灰半分　滑石三分

上二味，杵为散，饮服方寸匕，日三服。

滑石白鱼散方

滑石、乱发（烧）、白鱼各二分

上三味，杵为散，饮服方寸匕，日三服。

茯苓戎盐汤方

茯苓半斤　白术三两　戎盐（弹丸）一枚

上三味，先将茯苓、白术煎成，入戎盐再煎，分温三服。

　　小便不利，证情不同，治法亦异，所谓蒲灰散主之者，湿胜热郁之证也。肾藏当寒水下行之冲，水胜则肾阳被遏，由输尿管下结膀胱，而小便不利，用咸寒泄水之蒲灰，合淡渗清热之滑石，则水去而热亦除矣。所谓滑石白鱼散、茯苓戎盐汤并主之者，滑石白鱼散为水与血并结膀胱之方治也。水以寒而易泄，故称太阳寒水，水蓄于下，与胞中血海混杂，乃生里热，热郁则水道不通，故渗之以滑石，佐以善导血淋之发灰。白鱼俗名蠹鱼，喜蚀书籍，窜伏破书中，不见阳光，虽性味不可知，大约与土鳖子、鼠妇相等，善于攻瘀而行血者，盖瘀与热俱去，而小便自通矣。茯苓戎盐汤为膏淋、血淋阻塞水道通治之方也。茯苓、白术以补中而抑水，戎盐以平血热泄瘀浊而小便乃无所窒凝矣，此又小便不利兼有淋证之治也。

　　渴欲饮水，口干燥者，白虎加人参汤主之。

　　白虎加人参汤方　见《伤寒论·阳明篇》，又见暍病。

　　脉浮，发热，渴欲饮水，小便不利，猪苓汤主之。

猪苓汤方

猪苓（去皮）、茯苓、阿胶、滑石、泽泻各一两

上五味，以水四升，先煮四味，取二升，去滓，内胶烊消，温服七合，日三服。

　　此二条，并见《伤寒·阳明篇》，为汗下温针救逆之方治。阳不外越，津液内伤，因病口干舌燥。浮热在表，水湿内蕴，因病渴欲饮水。小便不利，

津液伤则以清热生津主治，方治宜白虎加人参者，为其热伤气血也。里水郁故以导水邪清血热主治，方治宜猪苓汤，用阿胶者，为其湿伤血分也，此卫与营之辨也。

水气病脉证并治第十四

师曰："病有风水，有皮水，有正水，有石水，有黄汗。"

风水，其脉自浮，外证骨节疼痛，恶风。皮水，其脉亦浮，外证跗肿，按之没指，不恶风，其腹如鼓，不渴，当发其汗。正水，其脉沉迟，外证自喘。石水，其脉自沉，外证腹满不喘。黄汗，其脉沉迟，身发热，胸满，四肢头面肿，久不愈，必致痈脓。

水与气相为消长，水温则气生，水寒则气夺。气夺则卫阳痹于外，营阴痹于里，水即顿滞而不行，其病凡四，有风水、皮水、正水、石水之别，黄汗则似水非水。风水之病起于中风，中风不愈，汗液凝于肌理，乃病风湿，风湿不愈，水气因寒凝聚，乃病风水，故脉浮恶风，与中风同，外证骨节疼痛与风湿同。盖湿不甚者为湿，湿胜者即为水，表阳一日不达，即里气一日不和，此水气之病，由于脾阳顿滞者也。皮水之病，或起于中暍，痉湿暍篇所谓"身热疼重，夏月伤冷水，水行皮中"所致者是也。或起于伤寒，痉湿暍篇所谓"伤寒，八九日风湿相抟，身体疼烦，不能自转侧，大便坚，小便自利者，服桂枝附子汤去桂加术，尽三服，如冒状，术附并走皮中，逐水气未得除"者是也。盖人身生气一日不绝，外来之水断不能溃入毛孔，惟水饮入胃，挟胸中阳气外泄之汗液，外着冷水及寒气，乃留滞于皮中。病起于太阳，故脉浮。太阳之府为膀胱，部位最下，膀胱不行，水从旁溢，故其病为跗肿。皮毛外闭，故不恶风。水湿在皮里而不入大肠，故其腹如鼓，而无洞泄下利之变。水不在中脘，不能隔绝上承之液，故不渴。病在表分，故当开皮毛而发汗，此水气之病由于卫阳被遏而肺阴不达者也。正水之病起于寒水之府藏，其证为下焦虚寒，寒水停蓄，水气胜而血热微也。水气胜，故脉沉。血热微，故脉迟。肾寒不能纳气，故喘。此水气之病，关于本藏，而绝无外因者也。石水之病亦出于肾寒，其脉沉绝。石谓如石之沉于水底，非如他物之足以上泛，似石水之名，特以阴寒凝固不可动摇之（又按淋浊一证，有砂淋、石淋，谓水与膏液凝结，坚硬而不可攻也）。不知石水一证，亦当有膏液凝结如石在回肠之外，无碍于呼吸，故腹满不喘，此水气之病，异于正水，而攻之不动，温之不化者也。陈修园乃以后文属少阴者当之，岂正水不属少阴乎（近人有治石淋方，用咸寒软坚之银硝，合利水之滑石调服，似可借用）。黄汗之病，郁于营分，久而后发，此与水气之郁在卫分者不同。沉迟似正水脉，则其病不在皮毛。盖邪在卫，主皮毛而恶寒；邪在营，即主肌肉而发热，水寒而血热也。胸为阳位，四肢为诸阳本，三阳之络，皆上头面，胸满而四肢头面肿，则湿胜而阳痹。所以久不愈必致痈脓者，营郁而生热也，此水气、黄汗之别也。

脉浮而洪，浮则为风，洪则为气，风气相抟。风强则为瘾疹，身体为痒，痒者为泄风，久为痂癞。气强则为水，难以俯仰。风气相系，身体洪肿，汗出乃愈，恶风则虚，此为风水。不恶风者，小便通利，上焦有寒，其口多涎，此为黄汗。

水气一证，惟风水为轻，大要为外风束缚而汗出不彻，轻则为风湿，重即为风水，覆杯水于坳堂，但觉其沾渍耳，累进而增益之，则泛而溢矣。病属太阳之表，故脉浮，骨节酸痛。恶风与风湿略相似，此即积湿成水之明证，盖气与水相为变化，汗与湿相为虚实，水液由脾阳运输，为胸中阳热蒸化，当由皮毛外泄成汗，故水之未成者为气，一受外邪，毛孔闭塞，其气即停阻不行，故气之渐寒者为水。但此证初起水气未甚，风薄于外，气抗于里，脉乃浮洪。风淫于外，毛孔之汗不泄，则结于皮外而成瘾诊，于是遍体痒不能忍，则搔以泄之，久而不愈遂成痂癞，与疠相类，此风甚湿轻之证，亦卫气微弱不能作水之证也。夫卫气微弱，中含水分不足，遇风气夺则为湿；卫气强盛，中含水分过多，遇风气夺则为水。湿则仅留表分为疹，为痒，水则流注皮中，内及胸腹，肿胀喘满，难以俛仰。风邪一日不解，则水气一日不去，故曰汗出乃愈，但仲师所言"汗出乃愈"者，合前证言之，非专指已成水病者言之也。虽然风水之体肿实与黄汗相似，风水属卫，宜解表，固当用麻黄以发汗。黄汗属营，宜解肌，即不当用麻黄，辨此者，要以恶风不恶风为标准。风水起于外感，病原与中风同，故恶风。黄汗不由外感，病原与中风异，故不恶风，加以小便通利，上焦有寒，其口多涎。所以小便利者，外无风邪以吸之，内无黏滞之湿以阻之也。所以上焦有寒，其口多涎者，黄汗始病，营热为寒水所郁，胸膈无阳热之化也。此黄汗别风水之大略也。

寸口脉沉滑者，中有水气，面目肿大，有热，名曰风水。视人之目窠上微肿，如蚕新卧起状，其颈脉动，时时咳，按其手足上，陷而不起者，风水。

风水之证，起于太阳，故其脉浮洪为多。浮者，风脉也，但风水所由成，积渐于太阴之湿，终成于少阴之寒，故其脉亦有时而沉滑。沉即为水，滑即为湿。水气留着皮毛之里，面目独见肿大者，风中于头也。所以有表热者，以病原之同于中风也。此证或目下有卧蚕形，鲜明光泽，气冲咽喉，颈脉动而微咳，易与正水淆混，但其手足俱肿，按之下陷不起者，乃为风水确证。所以然者，盖以风之中人，肌腠先受，而脾为之应，故《伤寒论》太阳、阳明二篇，并谓之系在太阴，不独太阴本篇为然。所以载于太阳篇者，以风之中人，先痹肌腠言也，故桂枝汤之作用，曰"解肌"。所以载于阳明篇者，以太阳寒水不得外泄，流入肠胃言之也。所以棣于太阳本篇者，则以病起于风，成于水，水气不得外泄，合脾藏之湿下陷，将成寒湿之证也。脾主四肢，故风水必流溢四肢。是以痎疟由于脾寒者，手足先冷；外风系在太阴者，手足自温。发汗亡其中阳，手足见厥者，服干姜甘草汤而其厥当还，病理固无不同也。

太阳病，脉浮而紧，法当骨节疼痛，反不疼，身体反重而酸，其人不渴，汗出即愈，此为风水。恶寒者，此为极虚，发汗得之。渴而不恶寒者，此为皮水。身肿而冷，状如周痹，胸中窒，不能食，反聚痛，暮躁不得眠，此为黄汗。痛在骨节，咳而喘，不渴者，此为肺胀，其状如肿，发汗则愈。然诸病此者，渴而下利，小便数者，皆不可发汗。

此一节举相类之证，出"阴虚不可发汗"之例，欲处方者，知所择也。风寒为病，起于太阳，故其脉当浮，但缓则为气，紧则为寒、为水，由风湿寝成。风水外证，当见骨节疼痛，今不疼而反见体肿而酸者，盖湿将成水则痛，湿已成水即重而酸，此湿流关节，水伤肌肉之辨也。水气尚在肌肉，不在心下，不能阻隔中脘阳气，故不渴，此风水之宜于发汗者也。又有本太阳病，因发汗而恶寒者，此为表阳虚，太阳篇所谓"发汗，病不解，反恶寒者，芍药甘草附子汤主之"，即此证也。此同一太阳病，而不宜更发汗者也。前云："皮水脉浮，胕肿不恶风，不渴者当发其汗。"此云："渴而不恶寒，此为皮水"，按"寒"字当为"风"字之误，为其异于风水也。夫四肢肿，水在皮肤中为皮水，甚则肢冷，故后文又有厥而皮水方治，此可见皮水为里寒水聚之证。何以前条言"皮水不渴，当发其汗"，本条反以"渴而不恶风"为皮水，几令辨证者茫无定据，不知当发其汗，特为不渴者言之耳，皮水之证要以渴为标准，水气入里，肿见于外，水寒不能化气，滋溉不及咽喉，乃引温水以自救，皮水不渴，不由燥而由湿，灼然无可疑者，水不去则肿不消，寒不去则渴不止，此当利小便之治，异于始病之可以发汗者也。皮毛外闭，故不恶风。惟下文"身肿而冷"二句当属黄汗言，陈修园指为皮水者误也。盖黄汗之始病，四肢头目皆肿，故曰如周痹，谓一身之阳气痹也。营热为水邪所郁，故身肿而冷，惟其湿胜阳痹，故胸中窒（此与胸痹相类，胸中淋巴干不能发水液与气，故气不通）。湿停中脘，容积不多，故不能食。水寒营郁，络脉不通，故反聚痛。营气夜行于阳，故血分温度特高，不惟烦躁，抑当热发汗出。所以然者，营气昼郁，暮则反抗也。此黄汗病在肌腠郁热，异于皮毛之寒，当解肌以发汗者也。太阳寒水为表寒所遏，则一身尽疼，脉见浮紧，此太阳伤寒之所同。皮毛不开，肺气内闭，里热与水气相拒，因喘咳而病肺胀，所以不渴者，水气未入中脘，不能阻阳气之上承也。所以其状如肿者，水气郁于皮毛也。证属暴感，宜越婢加半夏汤以开表清理，而其喘自定，所谓发汗即愈也。但病在皮毛者，可以发汗，若水渗肠胃而下利，水入下焦而小便数，阳虚于上，湿流于下，必见燥渴，若发其汗，非惟重伤阴液，抑且不能愈病，所以然者，为水气不在腰以上也。

里水者，一身面目黄肿，其脉沉，小便不利，故令病水。假令小便自利，此亡津液，故令渴，越婢加术汤主之。（方见中风）

黄汗之始病，四肢面目皆肿，而其脉沉迟，里水则四肢面目黄肿，而其脉亦沉，所以别于黄汗者，特暮夜无盗汗耳。夫水气外泄为汗，下行为小便，今外既无汗，小便复不利，水乃郁于皮毛之里而病黄肿，若小便自利，黄肿当减，乃黄肿如故，而反见渴者，以水湿隔塞于上，胃中津液不得上承也。此证胃中必有郁热，观外证之黄肿自见，不见夫造酱面者乎！乘热而覆盖之，水湿与热合并，蕴蒸不三日而发黄矣。仲师用越婢加术汤解表与清里同治，使水湿与热悉从汗解，则肿退而渴止矣。

趺阳脉当伏，今反紧，本自有寒，疝瘕，腹中痛，医反下之，即胸满短气。趺阳脉当伏，今反数，本自有热，消谷，小便数，今反不利，此欲作水。

此节向无的解，陈修园以为水病人别有宿疾，当从趺阳脉与其旧疾而兼顾之，不可见肿治肿。黄坤载则谓："脉伏有寒热不同，寒伏当脉紧，此当有寒，疝瘕、腹痛，医下之即胸满短气。热伏则脉数，此当有积热，消水谷而小便数。今反不利，此水谷不消，内原无热，欲作水也。"二说俱非。盖水之将成，必有其因，水病多由肾阳虚寒，其脉本当沉伏，反见紧者，则以向有疝瘕、腹痛诸证，医反用寒下法，使外寒乘虚而入，肾气从之，因见胸满气短之象，此即后文以为留饮而大下之，又与葶苈丸下水之变也。趺阳之脉本因水病而沉伏，今反见数，设病者本自有热，当得消谷而小便数，今反不利，便可知客热不消水谷，热结膀胱而蓄水也。此节后文数脉即止之义也（数为热结，止即水停蓄）。

寸口脉浮而迟，浮脉则热，迟脉则潜，热潜相抟名曰沉。趺阳脉浮而数，浮脉即热，数脉即止，热止相抟，名曰伏。沉伏相抟，名曰水，沉则络脉虚，伏则小便难，虚难相抟，水走皮肤，即为水矣。

风水、皮水皆由肺气不达皮毛所致，故其诊多在手太阴动脉，而不及趺阳，惟正水则上下并见，而根原独成于下，故必兼诊趺阳，方能核实。但寸口脉明系浮迟，仲师乃名之曰沉，趺阳明系浮数，仲师反名之曰伏，后学殊难索解，虽徐忠可说理至为详尽，然可与中人以上言之，浅学者不能无疑也。吾直以为浮迟、浮数主脉象言，沉与伏主病情言，两者不当蒙混。沉伏相抟名曰水，此即专指病情之显著也。浮迟在寸口，则营气下寒而不上应，营气下寒则水不化气，水就下，故名曰沉。浮数在趺阳，则卫气下阻而不上行，卫气下阻则水道反为所吸而不得流通，故名曰伏。然则仲师言浮脉则热，迟脉则潜，热潜相抟者，以水气上闭，血寒不能蒸化为汗言之也。言浮脉则热，数脉则止，热止相抟者，以热结膀胱小溲不利言之也。营气不上应，因见络脉之虚，络脉虚则身冷无汗，卫气不上行，因见小便之难，小便难则瘀热苦水，于是一身上下阳气不通，乃逆走皮肤而成水矣。此证仲师未有方治，陈修园消水圣愈汤，尚有古意，附存之。

大乌头，牡桂，细辛，净麻黄，炙甘草，知母，防己，生姜，大枣，日夜三服，当汗出如虫行皮中即愈。

寸口脉弦紧，弦则卫气不行，即恶寒，水不沾流，走于肠间。

少阴脉紧而沉，紧则为痛，沉则为水，小便即难。

正水前后，脉证不同，仲师虽不出方治，原其脉证所以不同者，而治法已存乎其中矣。正水已成则水寒积于下，虚阳浮于上，故寸口脉浮而迟，方在将成，则阴寒锢其表阳，气停于内，故寸口弦而紧。正水已成则水寒无气，阳郁不通，故趺阳脉浮而数，方在初成，阴寒内薄，气化不行，故寸口关后之脉沉而紧。水寒血凝故痛，卫气束于寒，不能作汗外散，则水不沾渍，下走肠间（原作沾流，误也。盖水化气成汗，故沾渍，水寒重坠，故下陷也）。

营热息于内，则肾阳不通而小便不利，此时寒水暴遏，表里阳气绝然消歇，故但见弦紧、沉紧之脉。予谓此直麻黄细辛附子汤证，麻黄以达表寒，附子以温里寒，细辛由里达表，从下而上，扶肾阳而疏表郁，则大气运行，汗液泄而小便亦通矣。近人漫用五苓、五皮以治水，舍此别无良法，抑独何欤。

脉得诸沉，当责有水，身体肿重。水病，脉出者死。

水病脉当沉，沉非重按始得之谓，乃脉道不利，而寸口浮迟也。水气沉于下，清阳不能化气上行，络脉不得滋溉，因病空虚。络脉虚，故寸口应之而迟。沉者必伏，伏者水气在下，足背趺阳之脉反见浮数，水气不得由膀胱下泄，故脉沉者小便必难。表里上下不得气化，故水留于肌肉而身体肿重。若浮迟之寸口，反见洪大而数，少阴趺阳之脉，反见微弱，则是阴盛于下，阳脱于上，谓之脉出。譬之油灯垂涸，忽然大明，其能久而不灭乎？

夫水病人，目下有卧蚕，面目鲜泽，脉伏，其人消渴。病水，腹大，小便不利，其脉沉绝者，有水，可下之。

《内经》云："诸有水气者，微肿先见于目下。"予诊痰饮病亦往往见之，盖水与饮固同源而异病也。水困脾阳必见于所主之部分，目胞及腹，皆足太阴所主，故目下有卧蚕而腹大。目鲜泽者水之标，小便不利者水之本，消渴者，水外浮而内竭，且水寒不能化气故也。脉沉固当有水，至于沉绝，则肾中阳气将亡，便当急下以存阳，譬犹伤寒少阴证之急下存阴，仲师于此条不出方治，予意当与大黄附子细辛汤，是即寒疝之脉，状如弓弦之不移，阳中有阴可下之例也。若陈修园所云："用真武汤加木通、防己、椒目以温肾阳而利小便。"虽亦言之成理，不知水气清者，外可以发汗，内可以利小便，若水与痰涎粪秽胶结成瘀，则舍温下更无良法也。奈何利小便乎？

问曰："病下利后，渴饮水，小便不利，腹满因肿者，何也？"答曰："时法当病水，若小便自利及汗出者，自当愈。"

下利之后，阴阳并虚，阴虚则渴，阳虚则水饮不消，小便不利，腹因肿满。此为暴蓄之水，初无胶固不解之痰浊与之混合，故但得汗出，小便利即当自愈。惟下后里阴先伤，阳气复顿，虽腹满而肿，不当徒利小便，当用妇人转胞肾气丸方治，阴阳两补，而水道自通，或用渴欲饮水之文蛤散。盖蛤壳咸寒，上能止渴，下通小便，杵为细者，譬之滤水之砂漏，格其渣滓，水道以澄清而易通也。

心水者，其身重而少气，不得卧，烦而燥，其人阴肿。

肝水者，其腹大不能自转侧，胁下腹痛，时时津液微生，小便续通。

肺水者，其身肿，小便难，肿时鸭溏。

脾水者，其腹大，四肢苦重，津液不生，但苦少气，小便难。

肾水者，其腹大，脐肿，腰痛，不得溺，阴下湿如牛鼻上汗，其足逆冷，面反瘦。

　　水道行于三焦，而出于膀胱，故六府有水，五脏不当有水，以五脏为真有水者，妄也。然则仲师何以言五脏水，曰此以部分言之，以藏气之受病言之也。水气凌心，则心阳受困，脾肺不能承受心阳，故身重而少气。心气不能降，故心肾不交而不得卧寐。心火郁于上，则烦而躁。阳不下达，水气独留，故阴肿，此心水不关本脏者也。水胜则肝胆被郁不得疏泄，肝病传脾，故腹大不能转侧。厥阴脉络，结于胁下，故胁下痛。但肝胆虽郁，亦有时而疏泄，故津液微生而小便续通，此肝水不关本脏者也。肺主清降，肺气为水邪所沮，则水邪不降而身为之肿。肺气不达皮毛，太阳标热下陷，膀胱热结，小便困难。肺与大肠为表里，肺病延至大肠，故时鸭溏，此肺水不关本藏者也。脾在中脘，部分在腹而外主四肢，脾为水困，故腹大而四肢苦重。脾寒不能化生津液，故津液与气俱少。脾为湿藏，水湿相抟，则浊痰黏滞，水道不清，故小便难，此脾水不关本藏者也。若夫肾则本为寒水之藏，上承中焦，下及膀胱，以全其为决渎之官，肾寒则决渎失司，滥于腹则腹大而脐肿。壅阻中下之关键，则腰痛而不得溺。寒水浸灌于下，故阴下湿如牛鼻上汗。肾阳不行，阴寒随少阴之脉下注，故其足逆冷。头为诸阳之会，水气作于少阴，阴不过阳，故肿不及面部而反瘦，此肾水虽关本藏，而肾藏要无蓄水之余地也。

　　师曰："诸有水者，腰以下肿，当利小便，腰以上肿，当发汗乃愈。"

　　利小便，人但知为五苓散，发汗，人但知为麻黄汤，此泥于成方，不知水病者也。利小便之剂详《消渴篇》，发汗之剂详痰饮风湿二证，学者酌剂轻重而用之，皆当应手奏效。然亦有当利小便之证，必先行发汗而小便始通者，盖大气不运，则里气不疏，肺气不开，则肾气不降，故常有屡进利水之药，小便终不利者，职是故也。并有当发汗之证，必兼利小便而始愈者，盖发汗则表疏，在里之水气不能尽去，势必由下焦决渎运输而始畅，非因势利导，则余邪不清也。变而通之，存乎其人。尝记吴县门人陈道南于戊辰八月，偕闸北贾姓小儿来诊，手足并肿，腹大如鼓，予用麻黄五钱，熟附子五钱，细辛三钱，小便微通而胀如故，道南用麻黄六钱，原方中加杏仁、桔梗，一夕而小便大行，明旦肿已全消，周身微汗而病愈矣。可见开肺表疏，则一身之水，不为大气所吸，不待猪苓、泽泻，自能顺其就下之性也。若夫仲师所言，要为示初学辨证用药法程，盖腰以上有脺与脾，能吸收小肠水气津液，由胸中发抒水气之总机关，以散出皮毛为汗。腰以下由两肾泄水，输入下焦，直达膀胱为小便。一部分有一部分之作用，则固不当混同也。

师曰："寸口脉沉而迟，沉则为水，迟则为寒。寒水相抟，趺阳脉伏，水谷不化，脾气衰则鹜溏，胃气衰则身肿。少阳脉卑，少阴脉细，男子则小便不利，妇人则经水不通，经为血，血不利则为水，名曰血分。"

水病所由成，起于阳衰阴盛，此固尽人知之矣，然不明水气消长之原，与水道通行之处，则仲师此节意旨，正未易明也。《内经》云："上焦如雾，中焦如沤，下焦如渎。"所谓上焦如雾者，肺为主气之藏，水谷入胃，化蒸气而上达于肺。肺窍吸入之天气较凉，与蒸气相触，乃化为水，则肺为发水之原可知。饮入于胃，胃中至热不能容涓滴之水，西人暴牛烈日中，饮以盆水，杀而验之，胃中固无水也。可见中焦如沤，正以所纳之水，悉受阳明燥化，散成水面细泡上出，则脾胃为行气之本可知。若肺藏化水下行，由肾藏出下焦，直达膀胱为小便，可见足少阴寒水之藏，为泄水之器。寸口为手太阴动脉，仲师言寸口沉而迟，寒水相抟者，谓肺寒而气不行于太阳之表，太阳寒水，相并而下陷也。言趺阳脉伏水谷不化者，为胃中原有之热，为寒水所夺而水将泛滥也。言少阳脉卑少阴脉细，男子则小便不利，妇人则经水不通者，谓手少阳三焦水道，与肾藏俱寒，水气遏于膀胱，胞中血海（在少腹两角），乃并为寒水所困，血凝成瘀，水道愈塞，故有水肿之病，无论何种利水猛药，水终不行者，职是故也。然则桃核承气、抵当汤丸、大黄䗪虫丸为万不可少矣（䗪虫即土鳖虫，今药肆所用硬壳黑虫，非是，丸亦无效）。但病机所在，起于肺藏之寒，而太阳寒水不行于表里，继乃延至中脘，而阳明燥化无权，终乃寒水阻于肾膀，累及胞中血海，自非大温大泄并行不背，恐徒事攻瘀，瘀卒不行，则麻黄、附子、细辛合干姜、甘草，参用抵当丸尚矣。或曰此证阳虚血寒，正恐不胜重药，故但用泽兰、茺蔚已足，若施之后一证，犹为近是，陈修园治蔡本谦水肿垂死用泽兰取效，其明验也。若此证阴寒太甚，概欲以轻剂取效，得乎？

师曰："寸口脉沉而数，数则为出，沉则为入，出则为阳实，入则为阴结。趺阳脉微而弦，微则无胃气，弦则不得息。少阴脉沉而滑，沉则在里，滑则为实，沉滑相抟，血结胞门，其瘕不泻，经络不通，名曰血分。"

上节言寸口脉沉而迟，此节言沉而数，脉得诸沉当责有水，仲师则既言之矣。然何以有迟数之别？盖寸口为肺脉，太阳虚寒，肺气不能外达，脉即见迟，太阳标阳外浮，吸水不得下行，故脉见数。数则为出者，为标阳外浮言之也。沉则为入者，为本寒下陷言之也。阳实者，标阳外实也。阴结者，里阴凝结也。外有所吸，里有所凝，则寒伤卫而更伤营矣。上节言趺阳脉伏，此节言微而弦，夫水气为病，趺阳脉当伏，仲师又明言之矣。若微而弦，则胃气虚寒，虚则纳减，寒则少气，盖即上文当伏反紧之脉，此正与血分虚寒，先见瘕疝腹痛，误下成水，胸满短气者，略相似也。尺部脉微，固属水胜血寒，当从少阳伤寒脉微细之例。若少阴沉滑，沉即为水，滑即为血，叔和《脉经》言滑为血有余，观妊娠停经之脉，每见滑象，足为旁证。此即血结胞中之大验，治法当以去瘕为急，瘕不去则水不利，然则寸口脉沉而数，太阳标热，既吸于外而水不下行，趺阳脉微而弦，又于无阳之脉隐然见瘕疝之象，参之少阴之沉滑，水寒血凝之象，益复显然。近人但见水治水，见寒治寒，于血分每多疏忽，此不读经方之过也。

问曰："病有血分、水分何也？"师曰："经水前断后病水，名曰血分，此病难治。先病水后经水断，名曰水分，此病易治。何以故？去水，其经自下。"

仲师言："经水前断后病水，名曰血分，此病难治。先病水后经水断，名曰水分，此病易治。"究其所以然，盖谓经水之断，或由肝郁，或由血亏，大抵虚寒为多，虽亦有出于二阳燥热者，此证必不病水。因水停经，病正在水，血分之病，不过因水气太甚，阻其径隧，虚者难攻，实者易攻。妊娠有水气，用冬葵子茯苓散，亦易治之明证也。设本非妊娠，则但去水而经自通矣。

问曰："病者苦水，面目身体四肢皆肿，小便不利，脉之不言水，反言胸中痛，气上冲咽，状如炙肉，当微咳喘，审如师言，其脉何类？"师曰："寸口脉沉而紧，沉为水，紧为寒，沉紧相抟，结在关元，始时尚微，年盛不觉，阳衰之后，营卫相干，阳损阴盛，结寒微动，肾气上冲，咽喉塞噎，胁下急痛，医以为留饮而大下之，气系不去，其病不除，复重吐之，胃家虚烦，咽燥欲饮水，小便不利，水谷不化，面目手足浮肿，又与葶苈丸下水，当时如小差，食饮过度，肿复如前，胸胁苦痛，象若奔豚，其水扬溢则咳喘逆，当先攻击冲气令止，乃治咳，咳止其喘自差，先治新病，病当在后。"

治病之法，当辨虚实缓急，始之不慎，乃有误治之变，救逆之法，则当从先治客病后治本病之例，学者不可不知也。即如病者苦水，面目身体四肢皆肿，小便不利，此水气泛滥，乃本证也。然病人不言苦水，而反苦胸中痛，及气上冲咽，状如炙脔，微喘咳，似非水气本病，而与痰饮之冲气上逆者略相似。仲师所谓脉沉而紧者，盖此证本属虚寒蓄水，沉紧为在里之象，故本病结在关元。关元者，少阴（任脉）之穴，在脐下一（三）寸，年盛不觉，迨阳衰阴盛，水气漫延，先病卫分而后及于营分。寒气溜于肾，则肾气上冲咽喉而胁下急痛，胁下本肾藏所居，为水道下通之门户。悬饮内痛，正在胁下，故医者误以为留饮，用十枣汤大下之，水去而寒气独留，胁下之痛如故。又疑痰阻上膈，用瓜蒂散吐之，于是胃中虚热上浮，而咽燥渴饮矣。渴饮无度，肾寒不能制水，小便不利矣。脾阳吐后益虚，而水谷不化矣。寒水泛滥逆行，而面目手足浮肿矣。医者至此，尚不觉悟，泥于葶苈止胀之说，更用葶苈丸以下水，非不小差也。食饮过度，肿复如前，所以然者，胃阳虚而不能消谷，肾阳虚而不能消水也。所以胸胁苦痛，状若奔豚者，胸为上焦所自起（西医谓之淋巴干），胁为中下二焦水道所从出（水道由肾走膀胱），屡经误治，阳气益虚，阴寒乃乘虚而上僭，水气冲激于肺，肺不能受，故咳而喘逆。然则治之之法奈何？曰此当先治冲气喘咳，为误治后之新病，痰饮篇治冲气之桂苓五味甘草汤，当可借用。冲气既低，而咳如故，又当用苓甘五味姜辛汤以治咳而喘自止。由是治其本病，而防己茯苓汤、麻黄附子甘草汤、栝楼瞿麦汤、茯苓戎盐汤、滑石白鱼散，俱可随证酌用矣。

风水，脉浮，身重，汗出恶风者，防己黄芪汤主之。腹痛者加芍药。

防己黄芪汤方　见湿病。

【按】此条与风湿同。脉浮为风，身重为湿，湿甚即为水，汗出恶风，表虚而汗泄不畅也。按此亦卫不与营和之证。防己以利水，黄芪固表而托汗外出，白术、炙甘草补中以抑水，而风水可愈矣。所以腹痛加芍药者，芍药味甘微苦，其性疏泄，能通血分之瘀，伤寒桂枝汤用之以发脾藏之汗而达肌理者也。脾为统血之藏，腹为足太阴部分，腹痛则其气郁于脾之大络，故加芍药以泄之。妇人腹痛用当归芍药散，亦正以血分凝瘀而取其疏泄，若以为酸寒敛阴，则大误矣。

风水，恶风，一身悉肿，脉浮不渴，续自汗出，无大热，越婢汤主之。

越婢汤方

麻黄六两　　石膏半斤　　生姜三两　　甘草二两　　大枣十二枚

上五味，以水六升，先煮麻黄，去上沫，内诸药，煮取三升，分温三服。恶风加附子一枚，风水加术四两。

犹是风水之证，恶风脉浮与前证同，惟身重则病在肌肉，一身悉肿，则病在皮毛。不渴，则胃中无热。续自汗出者，风主疏泄故也。但风为阳邪，当得发热，观中风证便知，今病者无大热而但有微热，则皮毛不开，阳气不得发越之象，故用越婢汤，内扶脾阳，外开皮毛肌腠，使风随汗液外解，而其肿自消，所谓因势利导也。

皮水为病，四肢肿，水气在皮肤中，四肢聂聂动者，防己茯苓汤主之。

防己茯苓汤方

防己、黄芪、桂枝各三两　　茯苓六两　　甘草二两

上五味，以水六升，煮取二升，分温三服。

肺主皮毛，皮水之为肺病，此固不言可知。按本篇提纲曰："其脉亦浮，外证跗肿，按之没指，不恶风，其腹如鼓，不渴，当发其汗"，其为越婢加术汤证，无可疑者，然何以有防己茯苓汤证？曰："此为渴者言之也。"寒水在下，不受阳热之化，则津液不得上承而咽喉为燥，自非利小便以排水，则渴将不止。防己茯苓汤，此固利小便之方治也。太阳水气，本当作汗外泄，为表寒所遏，则皮毛之气悉化为水，而水气在皮肤中，所以在皮肤中者，由皮

毛而渐渍肌肉也。水渍肌肉，则脾阳不达四肢而四肢肿。肿之不已，阳气被郁，因见筋脉跳荡，肌肉寒颤，如风前木叶聂聂动摇，故方中用黄芪以达皮毛，桂枝以解肌肉，使皮毛肌肉疏畅，不至吸下行之水，更加甘草以和脾，合桂枝之温，使脾阳得旁达四肢，但得脾精稍舒，而肢肿当消。所以用黄芪不用麻黄者，此亦痰饮病形肿，以其人遂痹，故不内之之例也。

里水，越婢加术汤主之，甘草麻黄汤亦主之。

越婢加术汤方　见上。

甘草麻黄汤方

甘草（二两）　麻黄（四两）

上二味，以水五升，先煮麻黄，去上沫，内甘草，煮取三升，温服一升，重复汗出，不汗再服，慎风寒。

里水一证，用越婢加术，使水湿与里热，悉从汗解，前文已详言之矣。此节特补出甘草麻黄汤方治，用麻黄汤之半以发表汗为急务，盖专为无里热者设也。

水之为病，其脉沉小属少阴。浮者为风，无水。虚胀者为气水。发其汗即已。脉沉者宜麻黄附子汤，浮者宜杏子汤。

麻黄附子汤方

麻黄（三两）　附子（一枚）　甘草（二两）

上三味，以水七升，先煮麻黄去上沫，内诸药，煮取二升半，温服八合，日三服。

杏子汤方（阙，陈修园曰："恐是麻黄杏仁甘草石膏汤。"）

水病始于太阳，而终于少阴。太阳当得浮脉，少阴即见沉脉。按太阳伤寒未经发汗，水气由三焦下注寒之藏，即为少阴始病。少阴为病，其脉当沉，为其在里也。小即微细之渐，《伤寒·少阴篇》所谓"脉微细"者，指阴寒太甚者言之也。此时水邪未经泛滥，溢入回肠而下利，故见脉小而不见微细。水邪虽陷，与表气未曾隔绝，寒水下陷，要为中阳之虚，方治特于麻黄附子汤内加炙甘草以益中气，使中气略舒，便当外达皮毛肌腠，变为汗液，而水病自除。若夫脉浮为风，与太阳中风之脉浮同，此证尚属风湿，而未成为水，水气壅在皮毛而发为虚胀，故曰气水。气水者，汗液欲出不出，表气不能开泄之谓。发其汗则水还化气成汗，故其胀即消。杏子汤方阙，窃意可用风湿证之麻杏甘薏汤，要以发汗为一定之标准也。

厥而皮水者，蒲灰散主之。

蒲灰散方　见"消渴"。

蒲灰散一方，今人不用久矣。世皆论蒲灰为蒲黄，其实不然，即钱太医以"厥而皮水"之"厥"为皮水溃烂，以水伤阳气而厥冷，尤为背谬。此厥字即上文身肿而冷之冷，《伤寒》、《金匮》中从未有以厥为溃烂者，此陈修园之盲从，不可为训者也。蒲灰即溪涧中大叶菖蒲，味咸能降，味辛能开。王一仁在广益医院治病，有钱姓男子，腹如鼓，股大如五斗瓮，臂如车轴之心，头面皆肿，遍体如冰，气咻咻若不续，见者皆曰必死。一仁商于刘仲华，取药房中干菖蒲一巨捆，炽炭焚之，得灰半斤，随用滑石和研，用麻油调涂遍体，以开水调服一钱，日三服，明日肿减大半。一仁见有效，益厚涂之，改服二钱，日三服，三日而肿全消，饮食谈笑如常人，乃知经方之妙不可思议也。前数年予在家乡治谢姓小儿茎及睾丸，明若水碧，令制而服之，一夕得小便甚多，其肿即消，惟腹满不减，继以姜、辛、术、附，后以急于赴沪，不复知其究竟，甲戌十一月，闻此儿已十四岁矣。庚午秋，治海潮寺路宋姓小儿水肿亦用之。但其人手足不冷，小便清，内服麻黄附子细辛汤，佐以五苓、冬葵子、车前子，外敷蒲灰散，早夜调服一钱，五日而肿全消，每一日夜，小溲十七八次云。

问曰："黄汗之为病，身体肿，发热，汗出而渴，状如风水，汗沾衣，色正黄如柏汁，脉自沉，何从得之？"师曰："以汗出入水中浴，水从汗孔入得之，宜芪芍桂酒汤主之。"

黄芪芍药桂枝苦酒汤方

黄芪五两　芍药、桂枝各三两

上三味，以苦酒一升，水七升，相合，煮取三升，温服一升，当心烦，服至六七日，乃解。若心烦不止者，以苦酒阻故也。

黄汗之为病，郁于营分，日久而后发，此与水气郁在卫分者不同，方其郁伏未久，营热不甚，故身肿而冷，状如周痹，至于身体肿，发热汗出而渴，营热始炽矣。汗沾衣上，色黄如柏汁者，血中之液以热郁而外泄也。今试以针刺手，其初必有鲜血一点，血过乃出黄水，即此而推之，便可知黄汗之由，实起于营分郁热。所以如柏汁者，以营热所蒸，益加浓厚，非如黄疸之黄，由胃底胆汁而成也。然不辨明致此之由，则治法何从下手，将清营热乎？何以处在表之湿。将疏表气乎？何以处营之热。仲师申明"汗出而浴，水入汗孔得之"，而治法乃定矣。以表虚也，故君黄芪。以营郁之当宣也，故用芍药、桂枝。又惧药力之不胜病气也，故煎以具挥发性通调血分之苦酒，而营分之郁热始解。今人用醋和面涂伤，能去瘀血，其明证也。妇人肝郁不调内痛，用醋炒柴胡，醋磨青皮、白芍，其痛立解，当亦以其能达血郁之故，则苦酒之作用可知矣。庸工动称能敛肝阴，岂仲师用苦酒之旨乎！所以六七日乃解者，以久郁之邪未易战胜也。所以心烦者，营分久郁，而主血之藏虚，一时不胜药力也。

黄汗之病，两胫自冷，假令发热，此属历节。食已汗出，又身常暮盗汗出者，此营气也。若汗出已，反发热者，久久其身必甲错。发热不止者，必生恶疮。若身重，汗出已辄轻者，久久必身瞤，瞤即胸中痛，又从腰以上汗出，下无汗，腰宽弛痛，如有物在皮中状。剧者不能食，疼重，烦躁，小便不利，此为黄汗，桂枝加黄芪汤主之。

桂枝加黄芪汤方

桂枝、芍药各三两　甘草、黄芪各二两　生姜三两　大枣十二枚

上六味，以水八升，煮取三升，温服一升，须臾，啜热稀粥一升余，以助药力，温覆取微汗，若不汗更服。

中风之证，受病于肌腠，内困于脾阳，则用桂枝汤助脾阳以解肌，使汗从腠理外泄。脾统血而主肌肉，为血络凝聚之处，故风郁肌理者，宜桂枝汤，所以达营郁也。风从皮毛入，邪薄肌肉，遏其营分，是生表热。惟黄汗一证，所以异于中风者，足胫必冷，所以然者，阳郁于上而不下通也。中风证有汗，黄汗证亦有汗，或食已汗出，或暮夜盗汗，皆为营热外达，或汗出不解，反至发热，则营分热度更高，久必皮肤甲错而生恶疮。试观痈疡外证，先病热

与肿为血郁增热，继则剧痛为热甚血败，败即脓成，待医者决去其脓，其痛始定，此即营分郁热必致痈脓之明证也。或身重而汗已辄轻者，湿将与汗俱去也。然汗出阳伤，久必身瞤。瞤者，如目光之旋转，闪烁不定，彼此互相跳动也。浮阳张于外，牵掣胸中，胸中阴液已亏，不能外应，故瞤见于外而痛应于里。若腰以上汗出而不及腰以下，则汗湿在下而腰髋弛痛。少阳三焦道路，由肾而下，属膀胱，阳不下通，故腰以下多所牵掣，如有物在皮中状。又其甚者，胸中发抒水气之枢机，一时停顿，脾阳不能作汗外泄，故湿阻胃之上口而不能食。湿在肌肉，故身疼重。心阳被郁，故烦燥。阳气在上，吸水不得下行，故小便不利。究其所以然，实由水湿郁其营血所致。要知黄汗一证，肌表以久汗而虚，不同中风之为卒病，此桂枝汤所以加固表之黄芪也。

师曰："寸口脉迟而涩，迟则为寒，涩则为血不足。趺阳脉微而迟，微则为气，迟则为寒，寒、气不足即手足逆冷。手足逆冷，则营卫不利，营卫不利，则腹满胁鸣相逐，气转膀胱。营卫俱劳，阳，气不通，即身冷，阴，气不通，即骨疼。阳前通则恶寒，阴前通则痹不仁。阴阳相得，其气乃行，大气一转，其气乃散。实则矢气，虚则遗溺，名曰气分。"

气分，心下坚大如盘，边如旋盘，桂甘姜枣麻辛附子汤主之。

桂甘姜枣麻辛附子汤方

桂枝、生姜各三两　细辛、甘草、麻黄各二两　附子一枚（炮）　大枣十二枚（炮）

上七味，以水七升，先煮麻黄去上沫，内诸药，煮取二升，分温三服，当汗出如虫行皮中，即愈。

仲师既明水气证治而终以血分，既明黄汗证治而终以气分，欲人于同中求异而明治法也。盖水之甚者为水，水不甚即为黄汗，气之外泄而遇寒为水，水气之在里，不遇寒则仍为气。水可攻而气不可攻，要其证则为表里上下俱寒，如冬令雨雪坚冰，阳气郁伏不动，不似春夏之易散，故仲师举寸口之脉迟而涩，便可知外不达于皮毛，而太阳之阳气先虚；举趺阳之脉微而迟，便可知里气虚寒，四肢不得禀中阳之气，中脘虚寒不能发抒营卫二气，于是太阴之腹部，厥阴、少阴之胁下，悉为客寒所据，而太阳水气不行于膀胱。中脘脾阳不通于肌腠,因而身冷。里阴不濡于骨髓,因而骨痛。由是太阳之气通于前,而肾阳不与俱行,则小便已而啬啬恶寒。少阳之气通于前,而三焦之火不与俱至,则少腹满而外证不仁,故必先去其固阴冱寒,使血海之营气得温而上行,肺藏之卫气清寒而下降,然后郁伏之气从而消释。大气者,阳气也,阳气转则阴寒散矣。由是寒气之乘里虚者,以遗溺解而腹满胁鸣止,表里和而手足不复逆冷矣。此桂甘姜枣麻辛附子汤,所以治心下坚大如盘,边如旋杯,凝固不解之阴寒,而效如桴鼓也。

心下坚大如盘,边如旋盘,水饮所作,枳术汤主之。

枳术汤方

枳实七枚　白术二两

上二味,以水五升,煮取三升,分温三服,腹中软即当散也。

诊病之法,惟外证同而虚实异,治者为不易辨也。同一心下坚大如盘边如旋杯之证(旋杯,按之硬,若杯之旋转而高出)。何以一则宜上下表里通行温散,汗出如虫行皮中而愈,一则用攻坚燥湿,三服后腹中软而愈。盖气分之脉,必兼迟涩,水饮之脉必见沉弦,此脉之易辨者也。气分则见窒塞,水饮必将内痛,此证情之易辨者也。气为寒约,则温以散之,寒因水实,则攻而和之,此仲师所以称医圣也。

黄疸病证并治第十五

寸口脉浮而缓，浮则为风，缓则为痹，痹非中风，四肢苦烦，脾色必黄，瘀热以行。趺阳脉紧而数，数则为热，热则消谷，紧则为寒，食即为满。尺脉浮为伤肾，趺阳脉紧为伤脾。风寒相抟，食谷即眩，谷气不消，胃中苦浊，浊气下流，小便不通，阴被其寒，热流膀胱，身体尽黄，名曰"谷疸"。

湿与热并，乃生黄色，苴菜在瓮，酱曲在盒，其明证也。故论黄疸所由成，必先论脾藏之湿。脾主肌肉，而汗泄于肌理，气达于四肢，则湿无停阻之患。惟风中肌肉，则脾阳必顿，顿则腠理闭塞而肌肉为痹。四肢为脾所主，湿热留于脾藏，故四肢苦烦。风脉本浮，湿痹肌肉则缓。寸口见浮缓之脉，脾中瘀热行于周身，而面目爪甲俱黄矣，此一因也。一系胃中之热，胃热固能消谷，而肌肉外受风寒，内困脾阳，即宿食为之停阻，水谷停于中脘，湿热以日久而增，故趺阳见紧数之脉，便可决为发黄之渐，此二因也。一系风邪由肌腠入里，循三焦而下及于肾，肾为寒水之藏，下有二管，直接膀胱，为水道所从出。风阳吸于肾，则水道不行。寒邪由肌腠犯脾藏，则脾以虚寒而留湿。食谷即眩者，湿与热淆杂，而浊气上冒于颠也。寒入足太阴，脾不能为胃输津液作汗，湿热反致内陷，小便不通，胃中浊热无外出之路，乃由肾而流入膀胱。故于尺部少阴脉浮，见肾水不流，足背趺阳脉紧，见脾阳不运，皆足蕴蒸发黄，此三因也，名曰"谷疸"。

额上黑，微汗出，手足中热，薄暮即发，膀胱急，小便自利，名曰"女劳"疸，腹如水状，不治。

女劳疸证状有六，一曰额上黑。额上为颅骨覆脑处，肾虚者脑气必亏，故精气不荣于额上而见晦滞之色。陈修园以额上为心部，肾邪重而水色见于火部，直瞀说耳。二曰微汗出。微汗出似不足为病，而女劳疸独否，盖用力入房，皮毛开而汗液屡泄，泄之不已，皮毛从此不收，津液即随时漏泄。三曰手足中热。则由以欲竭精之时，手足用力太猛，少阳胆火乃乘少阴之虚，流溢于劳宫、涌泉二穴。四曰薄暮即发。薄暮，阳衰之候，寒湿下动，乃反迫真阳而外出。五曰膀胱急。寡欲者肾阳充，充则下焦水道布气于少腹，膀胱以温和而缓。多欲者肾阳虚，虚则阳气不及州都，膀胱以虚寒而急。此证与脉紧为寒同义，可见陈修园谓"肾虚累及外府"，犹为未达一间也。六曰小便自利。自利者，不自知而利也。肾关不固，则小溲不禁。黄坤载谓："火败水寒，蛰藏失政。"盖略近之。若夫脾肾两败，腹如水状，即为不治之证。盖腹为足太阴部分，肾即在腹之两旁，肾藏无火，不能蒸化脾阳，由是脾藏虚寒，湿邪凝洹，从而腹满。然苟用四逆加茵陈蒿以治之，何尝不可挽救一二。昔金子久患此证，自服茵陈蒿汤，不愈。乃就诊于丁君甘仁，授以附子汤加茵陈，但熟附子仅用钱半，服二剂不效，乃仍用茵陈蒿汤，以致脾气虚寒，大便色白而死，为可惜也。但金本时医，即授以大剂四逆汤，彼亦终不敢服，则是有方与无方同，有药与无药同，经方见畏于世，若此，可慨夫。

心中懊侬而热，不能食，时欲吐，名曰酒疸。

酒者，水与谷蕴蒸而后成，随体气强弱以为量。体气强则从三焦水道下走膀胱，体气弱则留于中脘，而成湿热之媒介。胃络上通于心，胃中酒气上熏于心，故心中懊侬而热。酒气郁而成热，胃气大伤，故不能食。酒性上泛，故时欲吐，得甘味则益剧，此酒疸之渐也。

阳明病，脉迟，食难用饱，饱则发烦，头眩，小便必难，此欲作谷疸。虽下之，腹满如故。所以然者，脉迟故也。

阳明病，胃病也。脉迟，胃寒也。寒则不能消谷，故饱食即发烦。所以发烦者，蕴积不消而生热也。胃中生热，必冲脑部，故头眩。阙上痛，目中不了了者，亦即胃中热邪上冲脑部之明证也。但彼为实热，实热则生燥，此为虚热，虚热则生湿。湿邪垢腻，流入三焦，故小便必难。胃中谷食不消，湿热相持，于是欲作谷疸。且阳明实热，下之则腹满除；阳明虚热，虽下之而腹满如故。所以然者，则以胃虚脉迟，中阳不运，非如滑大之脉便于峻攻也。余详《伤寒发微·阳明篇》，不赘。

夫病酒黄疸，必小便不利，其后心中热，足下热，是其证也。

酒黄疸者，或无热，靖言了了，腹满欲吐，鼻燥。其脉浮者先吐之，沉弦者先下之。酒疸，心中热，欲吐者，吐之愈。

酒疸，下之，久久为黑疸，目青面黑，心中如嗷蒜齑状，大便正黑，皮肤爪之不仁，其脉浮弱，虽黑微黄，故知之。

酒疸之病，有相因而洊至者。体虚之人，不胜酒力，故湿热渗下焦而小便不利。不惟酒气上熏而心中热，且酒气下移而足下热，此为酒疸之垂成。亦有酒气不冒于心而肺独受其熏灼者，则心不热。心不热故神色安靖，出言了了，而鼻中燥热者，亦为将成之酒疸。此时病在心肺，或为心中热，或为鼻中燥，以及胃气上泛欲吐者，皆可用瓜蒂散吐之。湿热泄于上，酒疸可以不作。若小便不利，足下热，即为湿热下注，但需茵陈栀子大黄汤下之，以泄其热，酒疸亦可以不作。然必审其脉浮，而后可吐，倘属沉弦，即当先下，此即“在高者引而越之，在下者引而竭之”之例也。若心中热而误下之，则在上之热未除，在下之阴先竭，积久遂成黑疸。伤其血分，故目青，跌打损伤肌肤见青色者，伤血故也。湿热不除，面色熏黄，此与湿家身色如熏黄同，但彼为黄中见黑，此为黑中见黄，为小异耳。心热仍在，懊侬欲死，故如瞰蒜状，犹谬所谓猢狲吃辣胡椒也。酒少饮则能生血，多饮反能伤血。热瘀在下，熏灼胞中血海。热血上行，则瘀积肠中，故大便色黑。血不荣于肌表，故皮肤爬搔而不知痛痒。酒气在上，故脉仍见浮，特因误下而见弱耳。面色黑而微黄，故知非女劳之比。窃意此证黄连阿胶汤或可疗治，或借用百合病之百合地黄汤以清血热而滋肺阴，附存管见，俟海内明眼人研核之。

师曰："病黄疸，发热，烦渴，胸满，口燥者，以病发时，火劫其汗，两热相得。然黄家所得，从湿得之，一身尽发热而黄，肚热，热在里，当下之。"

黄疸所由成，胃热与脾湿相参杂者为多，独有"发热，烦渴，胸满，口燥"之证，为亢热而无湿。推原其故，则以方遭他病时，证属阳热，复以火劫发汗，两热相得，便与湿热参杂之证，判若天渊，概云从湿得之可乎？一身尽发热面黄，肚热，仲师既明示人以瘀热在里，直可决为独阳无阴之大黄硝石汤证。伤寒阳明病之但恶热不恶寒，宜大承气汤者，即其例也。请更据伤寒发黄证而推求之，太阳魄汗未尽，瘀湿生热，亦必发黄，此时湿尚未去，要不在当下之例，故有"阳明病，无汗，小便不利，心中懊侬者，身必发黄。""阳明病，被火，额上微汗出，小便不利者，必发黄。""但头汗出，剂颈而还，小便不利，渴饮水浆者，此为瘀热在里。身必发黄，茵陈蒿汤主之。"何以同一阳明病，仲师于前二证不出方治，非以其从湿得之，湿未尽者，不当下乎。本条热在里，与伤寒之瘀热在里同，法在可下。况本条一身尽发热而黄，肚热，阳明府实显然，予故曰宜大黄硝石汤也。

脉沉，渴欲饮水，小便不利者，皆发黄。

腹满，舌痿黄，躁不得睡，属黄家。

黄疸将成，起于蕴湿生热，此固尽人知之矣。然其所以致此之由，则由于辨之不早。即如仲师所述"脉沉，渴欲饮水，小便不利者，皆发黄。"夫消渴，小便不利，脉浮者，宜利小便发汗，则仲师方治明有五苓散矣。小便不利而渴，果为肾寒不能化气行水，则用栝楼瞿麦丸亦足矣，何必待发黄而始治。又如"腹满，舌痿黄，躁不得睡，属黄家。"夫腹为足太阴部分，舌苔黄腻属湿，则湿在脾藏可知。阳明病多不寐证，缘胃中燥实不和也。此云躁不得睡，其为胃热无疑。此证治湿则增燥，润燥则滋湿，如欲两全，但用白虎汤加苍术可矣。果其胃中有燥矢，用茵陈蒿汤亦足矣。曲突徙薪此为上策，何必焦头烂额，乃为上客乎？

黄疸之病，当以十八日为期，治之，十日以上瘥，反剧为难治。

病气之衰，不踰三候。伤寒太阳证发于阴者以七日为一候。仲师言黄家从湿得之，湿郁生热，乃传阳明。发于阳者，以六日为一候。《伤寒论》"发于阴七日愈，发于阳六日愈"之文，谓一候也。玩"太阳病七日以上自愈"

之条，足为明证。阳明篇云："伤寒三日，阳明脉大。"谓本太阳之病，过三候而反剧也。然则黄疸以十八日为期，即属阳明篇三日之例。阴以七为候，则伤寒三日为二十一日。阳以六为候，故黄疸三候为十八日。所以然者，始病十八日内，可发汗及利小便，可清热而去湿。正犹太阳伤寒，一汗病已，更无余病。若过十八日，湿尽化热，欲攻不得，故仲师言"反剧为难治"也。

疸而渴者，其疸难治，疸而不渴者，其疸可治。发于阴部，其人必呕，阳部，其人振寒而发热也。

非渴之难，渴而饮水之难。黄疸之病，既从湿得之，则肠胃之中，必多黏滞宿垢，妨其水道，小便不利，湿乃日增，则其证益剧，此其所以难治也。若夫不渴之证，脾阳犹能化气输津，即不治亦当渐愈，此其所以可治也。但同一黄疸，不惟渴与不渴之异，即所发之部分，要自不同，故有脾阳不振，湿留中脘，胃底胆汁不容，势必亢而上逆，故呕。下文云"诸黄，腹痛而呕者，宜柴胡汤"，即此证也。发于太阴故称阴部。太阳寒水不行于膀胱，即出于皮毛。表虚不达加以外寒，水气遇寒即病振栗。营热内抗，即生表热。后文所云："诸病黄家，当利小便，脉浮者当以汗解，桂枝加黄芪汤主之。"即此证也。发于太阳，故称阳部。阳部以太阳寒水言之，阴部以太阴湿土言之。要知黄疸病源，以水与湿为主要，而成于胆汁之掺杂。胆火炎上，不能容水与湿，乃合并而溢出皮外，此为黄疸所由成。胆汁色黄，故其汁亦如柏汁之染物，可见太阳病由汗出不彻而有发黄之变者，皆胆汁与湿热混杂为之也。

谷疸之病，寒热，不食，食即头眩，心胸不安，久久发黄为谷疸，茵陈蒿汤主之。

茵陈蒿汤方

茵陈蒿六两　栀子十四枚　大黄二两

上三味，以水一斗，先煮茵陈，减六升，纳二味煮取三升，去滓，分温三服，小便当利，尿如皂角汁状，色正赤，一宿腹减，黄从小便去也。

谷疸之病，起于太阴之湿，成于阳明之热。太阴寒湿，与阳明之热交争，则生寒热。寒热作时，胃中饱瀀，不食，有时思食，谷气引动胃热，上冲脑

部，即病头眩。心胸不安者，胃热合胆汁上攻，胸中之湿郁而生热也。湿热
与胆汁混合，上于头目，则头目黄，发于皮外，则一身之皮肤黄，于是遂成
谷疸。所以用茵陈蒿汤者，用苦平之茵陈以去湿，苦寒清热之栀子以降肺胃
之浊，制大黄走前阴，疏谷气之瘀，俾湿热从小溲下泄，则腹胀平而黄自去
矣。按此节后仲师言"分温三服，小便当利，尿如皂角汁状"，鄙意大黄当走
大肠，惟制大黄走小便。服制大黄者，小便多黄，而其色极深，以意会之，
当是脱去"制"字。然既成谷疸，大便必少，或大便行后，继以黄浊之小便，
亦未可知也。

黄家，日晡所发热而反恶寒，此为女劳得之。膀胱急，少腹满，
身尽黄，额上黑，足下热，因作黑疸。其腹胀如水状，大便必黑，
时溏，此女劳之病，非水病也。腹满者难治，硝石矾石散主之。

硝石矾石散方

硝石（熬黄）　矾石（烧）等份

上二味为散，大麦粥汁和服方寸匕，日三服，病随大小便去，
小便正黄，大便正黑，是其候也。

硝石即芒硝之成块者，矾石即皂矾，能化粪为水，女劳用此方治，此亦
急下存阴之义，为上文"腹如水状"言之也（皮水其腹如鼓，外浮而中空）。日
晡所发热，证情以属阳明，阳明当不恶寒，而反恶寒者，则以肾阴亏则阳明
更燥（观少阴三急下证可知），相火败也，则表阳更虚也（观虚劳证，手足逆寒可
知）。燥则发热，虚则恶寒，仲师所谓"女劳得之"者，为其阴虚而阳越也。
膀胱不得温和之气，故急。虚气膨于少腹，故满。肾亏则脑虚，故脑气不荣
额上而见黧色。胆胃之火下陷涌泉，故足下热，《伤寒论》所谓"谷气下流"
也。伤及血海，故便血。大便色黑者，瘀血之象也。脾肾俱虚，故湿陷大肠
而时溏。方用硝石以去垢，矾石以化燥屎，和以大麦粥汁以调胃而疏肝，使
病从大小便去。此亦在下者，引而竭之之例也。

酒疸，心中懊憹，或热痛，栀子大黄汤主之。

栀子大黄汤方

栀子（十四枚）　大黄（三两）　枳实（五枚）　豉（一升）

上四味，以水六升，煮取二升，分温三服。

酒气留于心下，上逆心藏，则心气亢而不下，往往有虚烦失眠之证，于是心阳不敛，转为懊憹。酒之标气为热，从胃系上迫于心，故热痛。方用栀、豉，与《伤寒·太阳篇》治心中懊憹同，加枳实则与栀子厚朴汤同，而必用大黄者，以酒疸胃热独甚也。但使胃热一去，则黄从大便去，心下诸病将不治自愈矣。

诸病黄家，但利其小便，假令脉浮，当以汗解之，宜桂枝加黄芪汤主之。

桂枝加黄芪汤方　见水气。

黄疸之病，起于湿，成于水。利小便发汗，仲师既出茵陈五苓散及桂枝加黄芪汤方治矣。食古而不化，此笨材也。徐忠可言尝治一垂死之证，令服鲜射干至数斤而愈。又有偏于阴者，令服鲜益母草至数斤而愈。由前之说，则"鼻燥，头眩，心中热痛，懊憹欲死"之证也。由后之说，则大便必黑之证也。其有不系酒疸、谷疸、女劳疸者，但以小便不利，湿郁发黄，服鲜车前根叶自然汁，当无不效。此又易利小便之变法也。

诸黄，猪膏发煎主之。

猪膏发煎方

猪膏半斤　乱发如鸡子大三枚

上二味，和膏中煎之，发消药成，分再服，病从小便出。

方用猪油半斤熬去滓，加乱发如鸡子大三团入煎，发消药成，分三服，病从小便出。仲师方治如此，然但言诸黄，而不言所治何证，予谓此酒疸、谷疸、女劳疸通治之方也。按妇人杂病篇云："胃气下泄，阴吹而正喧，此谷气之实也。猪膏发煎主之。"谷气实非谷疸之渐乎。《校千金》云："太医校尉史脱家婢黄病，服此下燥粪，而瘥，神验。"徐忠可治骆天游黄疸，用猪膏四两，发灰四两，煎服一剂，而瘥，皆其明证。至如女劳一证，相火熏灼，血分必燥，酒气伤血，血分亦燥，故二证大便皆黑。猪膏以润燥，发灰为血余，取其入血分而和血。凡大便色黑，肌肤甲错者皆宜之，故不指定为何证也。

黄疸病，茵陈五苓散主之。

茵陈五苓散方

茵陈（十分末）　　五苓散（五分）

上二味和，先食饮服方寸匕，日三服。

黄疸从湿得之，此固尽人知之。治湿不利小便非其治，此亦尽人知之。五苓散可利寻常之湿，不能治湿热交阻之黄疸，倍茵陈则湿热俱去矣。先食饮服者，恐药力为食饮所阻故也。

黄疸，腹满，小便不利而赤，自汗出，此为表和里实，当下之，宜大黄硝石汤。

大黄硝石汤方

大黄、黄柏、硝石各四两　　栀子十五枚

上四味，以水六升，煮取二升，去滓，纳硝，更煮取一升，顿服。

凡热邪内壅阳明，小便必短赤，甚而宗筋内痛，时出白物，又甚则筋牵右髀而痛，此固审为大承气证矣。腹满，小便不利而赤，虽证属黄疸，其为阳明里实则固同。于伤寒，自汗出则为表和，病气不涉太阳，故宜大黄硝石汤，以攻下为主。疸病多由胃热上熏，故用苦降之栀子（此味宜生用）。湿热阻塞肾膀，故加苦寒之黄柏。或云栀子、黄柏染布皆作黄色。仲师用此，欲其以黄治黄，是说也，予未之信。

黄疸病，小便色不变，欲自利，腹满而喘，不可除热。热除必哕，哕者，小半夏汤主之。

小半夏汤方　见痰饮。

小半夏汤一方，以生半夏合生姜，为寒湿上逆者用之也，岂可以治黄疸？故陈修园于本条下极称理中汤加茵陈之妙，然玩仲师本文，特为误下成哕者言之，非以治疸也。小便色不变，则肾膀无热。欲自利，则肠中无热。腹满而喘，便可决为太阴虚寒。若再事攻下，则热除而转哕。哕者，虚寒上逆之变证，与欲呕之病正同。用特借之以救逆，盖此证当不能食，不能食则胃中本自虚冷，客热不能消谷。《伤寒·阳明篇》云："阳明病，不能食，攻其热必哕。所以然者，胃中虚冷故也。"然则此证不经误治，原宜四逆理中，予故谓用小半夏汤，为误治成哕言之也。

诸黄，肿痛而呕者，宜柴胡汤。

柴胡汤方　即小柴胡汤，见《伤寒·太阳篇》，又见呕吐。按本方加减法，腹痛去黄芩加芍药。

黄疸之病，始于湿，中于水，成于燥。予读杂病论至"痛而呕者，宜柴胡汤。"恍然于胆火之为病也。夫湿胜则腹满，水胜则小便不利，燥胜则胃热上攻而心中热疼，或上熏于肺而鼻燥，或食入胃热上浮而头眩，原其所以病黄疸之由，则由胃底原有之胆汁，不能容水与湿，水湿混入于胃，胆汁出而相抗，乃随水湿溢出皮毛、手足、头目而成黄色。腹为足太阴部分，胆邪乘脾，乃病腹痛。《伤寒·太阳篇》云："脉弦紧者，腹中剧痛，先与小建中汤。不差，与小柴胡汤。"此即胆邪乘脾之治也。呕固少阳本病，此可证柴胡汤统治诸黄之旨矣。

男子黄，小便自利，当与虚劳小建中汤。

此亦肝胆乘脾之方治也。首篇云："知肝传脾，必先实脾。"男子黄，小便自利，则脾藏之湿欲去，而本藏先虚。脾虚而胆邪乘之，必有前条腹痛而呕之变，用甘味之小建中汤，此正因脾藏之虚，而先行实脾。历来注家，不知仲师立方之意，专为胃底胆汁发燥，内乘脾藏而设，故所言多如梦呓也。

惊悸吐衄下血胸满瘀血病脉证第十六

寸口脉动而弱，动即为惊，弱则为悸。

此寸口，当以手太阴之第一部言，非以全部分言也。寸口之脉，世称左心而右肺，其实心寄肺藏之内，原不必强分左右也。寸口之脉，暴按则动，细按则弱，盖仓卒之间，暴受惊怖，则心为之跳荡不宁，而寸口之动应之，故动则为惊。既受惊怖，气馁而惕息，寸口之弱应之，故弱则为悸。此证不得卧寐，才合目则惊叫，又复多疑。予尝治赵姓妇人一证，颇类此。中夜比邻王姓失火，梦中惊觉，人声鼎沸，急从楼梯奔下，未及地而仆，虽未波及，而心中常震荡不宁。予用炙甘草汤加枣仁、辰砂，五剂而卧寐渐安，不复叫呼矣。

师曰："尺脉浮，目睛晕黄，衄未止，晕黄去，目睛慧了，知衄今止。"

大凡人体中浊阴下坠，则动急之脉，上出鱼际。妇人临产，脉出指端，妇人经来，脉浮鱼际，此血下出而脉形变于上也。浮阳上冲，则尺部浮动而数急。虚劳吐血，则尺脉浮大。阳热上冒，鼻中衄血，则尺部亦浮大。此血上逆而脉形见于下也。本条以尺部脉浮而知衄血，然必合目睛晕黄，始可定为衄血，所以然者，衄为浮阳上冲脑部之证，盖目系内接脑部，无论阳明实热、太阳标热，一犯脑部，则颅骨缝开，血从额上下走鼻孔，衄血多日，则溢入目睛而见黄色，此与太阳温病津液素亏，误发汗而微见黄色者同例，皆为血色发黄之明证，故医者诊脉辨色，既于尺部得浮脉，更据目睛之黄与不黄，便可决衄之止与不止也。

又曰："从冬至春，衄者太阳，从夏至秋，衄者阳明。"（原本误，今校正）

太阳表实无汗之证，血热内抗，外不得泄，则上冲于脑而为衄。阳明里热，不得大便，则亦上冲于脑而为衄。此太阳阳明之脉，因于证不因于时也。然则仲师何以言从春至夏，衄者太阳，从秋至冬，衄者阳明？曰："此传写之误也。"太阳伤寒，见于冬令为多。太阳中风，见于春令为多。则原文当云："从冬至春，衄者太阳。"自夏徂秋，天气炎热，肠胃易于化燥，阳明内实为多。则原文当云："从夏至秋，衄者阳明。"陈修园亦知其说不可据，不敢订正其失，而谓四时当活看，犹为未达一间。

衄家不可汗，汗出必额上陷，脉紧急，直视不能眴，不得眠。

此条见《伤寒论》。前释"额上陷"，既订正为"额旁陷"矣，然犹未甚精确也。人之头颅，惟两太阳穴最为空虚，液少则瘦而下陷，部位在颧以上，则本条当云："颧上陷。"所以然者，衄家阳热冲脑，更复发汗，则阳热益张，阴液枯燥，颧上太阳穴因瘦而陷。"脉紧急，目直视不能眴，不得眠"，皆阳热外张，阴液内竭之象也。余详《伤寒发微》，不赘。

病人面无色，无寒热，脉沉弦者，衄。脉浮弱，手按之绝者，下血。烦咳者，必吐血。

文曰："病人面无色。"初未明言何病。然面无色，则气弱血虚之象也（虚劳篇，男子面色薄为亡血）。加以外无寒热，则病不在表而在里。脉见沉弦者，水胜血负，阴寒内据，而阳上亢也。阳气冲脑，则颅骨缝开，血从脑出而为衄。此证既无寒热，即为里虚，与上脉浮之衄不同。脉浮而弱，弱为血虚，浮即为阴不抱阳，若手按之而不能应指，则阳上浮而气下脱矣，在男子为便血，在妇人为崩漏。至于浮弱之脉，加之以烦咳，则血被冲激而上出于口，三证不同，而血分之热度皆低。若误浮阳为实热，投以寒凉，必致上冒之浮阳益急，而见发热，病乃不可治矣。

夫吐血，咳逆上气，其脉数而间有热，不得卧者死。

吐血、咳逆上气，此即上烦咳吐血之证，但脉本浮弱，何以反数？本无寒热，何以间有表热？则凉药误之也。尝见丹徒赵朴庵在四明医院吐血，表有微热，既返丹徒，医家投以凉药数十剂，表热日甚一日，至于累夜失眠，以至于死，可哀也已（此证误于凉药，压之不平，发之益炽，至于血热消亡，而其人已死矣）。

夫酒客咳者，必致吐血，此因极饮过度所致也。

酒标热而本寒，标热伤肺，因病咳嗽，本寒伤脾，因病多痰。痰不尽则咳不止，肺络激破，因病吐血，此非外感，皆贪杯者所自取。仲师虽不出方治，当清湿热，要无可疑。陈修园谓："五苓去桂加知母、石膏、竹茹多效。"盖近之矣。

寸口脉弦而大，弦则为减，大则为芤，减则为寒，芤则为虚，虚寒相抟，此名为革，妇人则半产漏下，男子则亡血失精。

此节互见虚劳篇，说解已详，兹不赘。

亡血不可发其表，汗出即寒栗而振。

亡血一证，血分之热度本低，发其表则热度益低。血热损于前，表阳虚于后，有不病寒栗而振乎！亡友丁甘仁尝言："予治失血证，验其血热亏耗者，每以附子理中取效。"真至言也（说解详《伤寒·太阳篇》，并补方治）。

病人胸满唇痿，舌青口燥，但欲漱水，不欲咽，无寒热，脉微大来迟，腹不满，其人言我满，为有瘀血。

病人胸满为气滞不通，其为有湿痰与否，尚未可定。血之色见于唇，亡血者唇白。血热重则唇黑，至于唇干黑而痿，其为瘀血无疑。舌青者，死血之色见于上也。血干则口燥，然燥而渴饮，犹恐为阳明之热，若但欲漱水不欲咽，则燥气不在肠胃可知。无寒热，则决非表病。脉微大来迟，血停于下而脉不应也。腹不满，无宿食也。病者自言满，其为蓄血无疑。轻则桃核承气，重则抵当汤丸，视病之轻重而酌剂可也。

病者如有热状，烦满，口干燥而渴，其脉反无热，此为阴伏，是瘀血也，当下之。

病者如有热状，于何见之，一见于心烦胸满，一见于口干燥而渴。盖蓄血一证，原自有合阳明燥实者，《内经》二阳之病发心脾，女子不月是也。然按其脉，有时与证情不同，此又何说？盖阴血内伏，则脉不奋兴，是当以桃核承气合抵当汤下之，瘀血行则烦满燥渴止矣。

火邪者，桂枝去芍药加蜀漆牡蛎龙骨救逆汤主之。

桂枝去芍药加蜀漆牡蛎龙骨救逆汤方

桂枝三两（去皮）　　甘草二两（炙）　　龙骨四两　　牡蛎五两　　生姜三两
大枣十二枚　　蜀漆三两（洗去腥）

上为末，以水一斗二升，先煮蜀漆，减二升，纳诸药，煮取三升，去滓，温服一升。

此条大旨，与火劫发汗同。火劫发汗，或为惊狂，或圊血吐血，要以惊狂为最剧，故《伤寒·太阳篇》于火劫亡阳一证，出救逆汤方治，方用龙牡以收上浮之阳，加蜀漆以去痰。按火邪之为病，因火熏灼毛孔，汗液外泄，卫气太强，肌肉之营气不与卫和，故用桂枝、姜、枣，扶脾阳外达，使与在表之卫气融洽，一片外浮之阳气乃与里气相接，所以去芍药者，不欲过泄其营气故也。

心下悸者，半夏麻黄丸主之。

半夏麻黄丸方

半夏、麻黄各等份

上二味，末之，炼蜜和丸，小豆大，饮服三丸，日三服。

太阳寒水内陷，水气凌心，则心下悸，此非可漫以镇心之治治也。皮毛不开，则水气之在表者不去。浊阴失降，则水气之在里者不除。半夏麻黄丸，用生半夏以去水，生麻黄以发汗，不治悸而悸当自定。所以用丸者，欲其缓以攻之。盖因水气日久，化为黏滞之湿痰，非如暴感之证，水气尚清，易于达毛孔而为汗也。

吐血不止者，柏叶汤主之。

柏叶汤方

柏叶、干姜各三两　艾三把

上三味，以水五升，取马通汁一升，合煮，取一升，分温再服。《千金》加阿胶三两，亦佳。

吐血无止法，强止之则积为瘀血，而病变不测。尝见四明某患吐血，西医用止血针止之，遂至瘀结大肠，大便不通，后用猪胆汁导下其燥粪，投之水中，化为血色。又有用鲜生地、地骨皮止之者，其人腹中常痛。故虽吐而不止，断无强止之理。柏叶汤方治，用苦涩微寒清血分之侧柏叶，以除肺脏之热。又恐其血之凝滞也，用温脾之干姜以和之，更用逐寒湿理气血之艾叶以调之。惟马通汁不易制，陈修园谓："无马通汁，可用童便代之，引上逆之血而导之下行，则不止血而血自止矣。"

下血，先便后血，此远血也，黄土汤主之。

黄土汤方（亦主吐衄）

甘草、干地黄、白术、附子（炮）各三两　阿胶三两　黄芩三两
灶中黄土半斤

上七味，以水八升，煮取三升，分温三服。

脾寒不能统血，则下陷而便血。尤在泾谓："脾去肛门远，故曰远血是也。"黄土汤方治，温凉并进，以血之下泄，久久必生燥热也，故用地黄、黄芩、阿胶以润而清之。以脾藏之虚寒下陷也，故用甘草、白术以补虚，炮附子以散寒，更用灶中黄土以去湿，而其血当止。辛未八月，曾治强姓饭作同事下利证，所下之血如水，昼夜不食，几死矣。方用灶中黄土四两，炮附子五钱，干姜四钱，五剂后，利止能食，盖即黄土汤之意也。

下血，先血后便，此近血也，赤豆当归散主之。

赤豆当归散方　见狐惑篇。

先血后便，此即西医所谓肠出血之证也。

【按】本书百合狐惑篇"病者脉数"节，实为"肠痈证，欲知有脓"节脱文。而赤小豆当归散，要为肠痈正治，语详本条下，兹不赘述。赤小豆以去湿，当归以和血，欲使脓去而新血不伤也。由此观之，本条之近血证情，必与肠痈为近，故方治同也。

心气不足，吐血衄血，泻心汤主之。

泻心汤方

大黄二两　黄连、黄芩各一两

上三味，以水三升，煮取一升，顿服之。

太阳标阳下陷，则心气以下不足而虚，气结成痞，与阳明燥气相合，则大便不行。燥气上迫于心，则心气愈形不足。燥热上冲于脑，则病衄血。大肠燥热挟血海之血上出于口，则病吐血。方用芩、连、大黄引热下泄，则心藏以不受熏灼而自舒矣。尝见同乡韩筠谷治红木作吐血证用此方，一下而吐血立止，盖亦釜底抽薪之旨也。

呕吐哕下利病脉证治第十七

夫呕家有痈脓，不可治呕，脓尽自愈。

此为热郁伤络之证，与寻常呕吐不同。师但言呕家有痈脓，正不知其在肺在胃。《伤寒·太阳篇》云："凡服桂枝汤吐者，其后必吐脓血也。"

【按】肺痈之为病，始萌可救，脓成则死。则此节所谓不可治呕，脓尽自愈者，必非肺痈可知。窃意凡遇此证，可竟用外科犀黄丸以止痛而消毒，千金苇茎汤、桔梗甘草汤并可用之，当归赤小豆散、排脓散尤为主要。盖血腐成脓，利用抉排。若外体之溃疡，然毒未尽者，不当急于生肌也（此条见《伤寒·厥阴篇》）。

先呕却渴者，此为欲解，先渴却呕者，为水停心下，此属饮家。呕家本渴，今不渴者，心下有支饮故也。此属支饮。

水气湿痰，阻于上膈，胆胃上逆，则一时倾吐而出，及水气湿痰既尽，独存胆胃之火，乃一转而为燥渴，此即欲饮水者少少与之即愈之证也，故渴为欲解。若水停心下，津液不能上润喉舌而渴，及胃邪充溢，渗入胃之上，口渴底胆火不能兼容，乃至冲激而呕，此饮家所以先渴却呕也。若夫呕而不渴，则心下支饮方盛，胃中胆火不炀，此在痰饮篇为小半夏汤证，说详"呕家本渴"条下，不赘。

问曰："病人脉数，数为热，当消谷引饮，而反吐者何也。"师曰："以发其汗，令阳微，膈气虚，脉乃数，数为胃热，不能消谷，胃中虚冷故也。脉弦者虚也，胃气无余，朝食暮吐，变为胃反。寒在于上，医反下之，令脉反弦，故名曰虚。"

此经医者误治伤及中气之病脉证也。风寒袭表，皮毛间水气凝洏，则病形寒。中阳不振，不能旁达四肢，则亦病形寒（忍饥之人，多瑟缩畏寒，可为明证）。恶寒同而所以恶寒者不同，设于中阳不振之恶寒，误认为麻黄汤证而遽发其汗，则胃中阳气益虚，而脉反见数。脉数者，汗后阳气挟营阴而外张，内藏之阳气将一泄无余。盖其脉虽数，要与脉迟不胜谷食者，同为胃中虚冷。故饮食入胃而反吐，为其一去不还，故为客热。膈气因寒而虚，故其气上逆，吸入胃之饮食，倾吐而出也，此胃气因误汗而虚冷者也。此条见太阳篇。阳热之证，肠胃燥实则病不能食，寒湿阻滞，胃气不降，则亦病不能食。不能食同，所以不能食者不同。设于寒湿阻滞之不能食，误认为大承气汤证而遽下之，则膈上之寒湿并入胃中，而消化之力益微，脉乃转弦。弦为阴脉，故痰饮、水气、疟证多有之。水饮入胃，胃底胆汁不能相容，则病呕逆（痰饮、疟证多呕，皆有湿痰，而其脉俱弦，可知弦为胃中湿痰所致）。盖胃中胰液馋涎，皆能消食，自误下之后，膈上寒痰入胃，与胃中原有之津液化而为一，中气既寒，消化之力愈薄，故食入停贮胃中，历一周时，胃中胆汁抗行，因至朝食暮吐。所以变为胃反者，胃中阳气既虚，他种津液与胆汁不和故也。此胃气因误下而虚冷者也。

寸口脉微，微则无气，无气则营虚，营虚则血不足，血不足则胸中冷。

按此节原文，首句言"寸口脉微而数"，后文但言"脉微"，则"而数"二字当为衍文。盖人一身之血，热度合华氏寒暑表九十五度，为血之中数，其应于动脉者，即为平脉。若热度渐低，营气不能上应，则其脉当迟、当弱。至于两手动脉见微，则营气不足以上应而脉管血少。心藏主脉与血，部位正在胸中，血不足而脉道微，故胸中冷。营虚而血少，则太阳寒水不得阳热蒸化，而卫阳不达于皮毛，脾阳不达于四肢。少阴病脉必微细者，水胜而血负也。水寒则胃败，故趺阳负少阴为不顺。近人以呕吐清水为胃寒，其说要非无据。尤在泾乃谓："胸中冷非真冷，不可以热治之。"然则少阴病之脉微细，何以用四逆汤耶？要知用药之法，无问寒热补泻，只在以偏救偏，但中病即止，而不当太过耳。尤在泾持论如此，无怪其偏信丹溪，不能入仲景之室也。

趺阳脉浮而涩，浮则为虚，涩则伤脾，脾伤则不磨，朝食暮吐，暮食朝吐，宿谷不化，名曰"胃反"。脉紧而涩，其病难治。

趺阳脉为胃脉之根，当以冲和为正脉。若轻取见浮，重按见涩，则胃气不降，宿食不下小肠，脾阳不升，不能吸收小肠津液上承心肺而为血。盖食入于胃，食气与脾气化合，上下相引，乃掣制胃之全体，磨擦新食成浆，然后下渗十二指肠，无病之人所以知饥也。若脾阳顿滞，不能牵掣胃之全体上下磨擦，则胃中所受之谷食不能消融成糜，以下渗十二指肠。胃底胆汁上抗，遂至朝食暮吐，暮食朝吐，病名胃反（方治在后条）。盖此证水饮入口即上泛，谷食入胃，又以消化力薄，始则停蓄，继即倾吐，大肠宿垢，积欠不行，一似阴干者然。大肠干涩不通，则胃浊愈加上泛，故脉紧而涩。急则治标，要惟有于他方治中加大黄利之之法，较为近似，否则胃浊不降，加以肠中否塞，其病乃益不可治也（半硫丸似亦可用）。

病人欲吐者，不可下之。

湿痰阻于胸膈，则上泛而欲吐。考太阳将传阳明，则上湿下燥，固有当用瓜蒂散吐之者。盖湿邪黏滞非一下所能尽，或恐留滞肠胃，转为他病，为其病在上膈也。尝见病呕逆之人，自用吴茱萸以止之者，腹中胀满欲死，寝成里热，以致匝月昏愦，几于不救。由此观之，病人欲吐者，不惟不可下，并不可止，为胸中自有湿痰也。《内经》不云："在高者引而越之乎。"

哕而腹满，视其前后，知何部不利，利之愈。

寒热二气相冲激，则病哕逆，若阴阳电相触者然，故哕有寒热之别。湿痰留于上膈，真阳被郁，有时冲激而上，不能相胜，则为寒哕。郁热在下，鼻中吸入之清气与之冲激则为热哕。然则哕而腹满者，究为何病？盖热结膀胱，三焦水道不通，则由蓄水而肿满，是为五苓散证。热结大肠，腑气不通，则由燥屎而腹满，是为大承气证。所谓"知其何部不利，利之而愈也。"释义详《伤寒发微·厥阴篇》，兹不赘。

【按】此证大便不行者，下后呃止则愈，呃不止则死，予亲见之。

呕而胸满者，吴茱萸汤主之。

吴茱萸汤方

吴茱萸一升　人参三两　生姜六两　大枣十二枚

上四味，以水五升，煮取三升，温服七合，日三服。

胃浊不降，脾阳不升，则气机否塞。呕而胸满者，脾虚生湿，中气寒而胃浊上泛也。盖脾藏吸收小肠津液上出胸中，胸中阳气充足，则清者散为汗液，膏者上达心肺二藏，化而为血（西医谓之淋巴干）。胸中阳气不足，则津液停蓄，悉化为湿。胸中为宗气所居，气为湿阻，至不得噫嗳，则胀满欲死，此其所以呕而胸满也。湿痰在胸，胆胃郁而不舒，则激而上泛，此其所以呕而胸满也。吴茱萸汤，吴茱萸以降逆散寒，人参、姜、枣以和胃扶脾，但使膈间阳气渐舒，咽中时得噫嗳，或呵欠，或吐出痰涎，则胸满去而呕逆亦止。盖仲师虽言"呕而胸满"，其实由胸满而呕也。

干呕，吐涎沫，头痛者，吴茱萸汤主之。

脾虚则生湿，胃寒则易泛，胃中无宿食，则为干呕。胃中馋涎与胃底胆汁化合，并能助消化之力。胆汁太多，热乃上泛而吐苦水。馋涎太多，寒乃上泛而吐涎沫。干呕不已，胃中浊气上冲，因病头痛。故仲师但用吴茱萸汤，与上节"呕而胸满"同法，但使浊阴下降，头即不痛，此亦不治之治也（此条见《伤寒论·厥阴篇》）。

呕而肠鸣，心下痞者，半夏泻心汤主之。

半夏泻心汤方

半夏（半升洗）　黄芩、干姜、人参、甘草（各三两炙）　黄连（一两）　大枣（十二枚）

上七味，以水一斗，煮取六升，去滓再煮，取三升，温服一升，日三服。

上膈寒湿，下陷于胃，胃底胆汁不能相容，则病呕逆，此属寒，宜用吴茱萸者也。胃中浊热合胆火上奔，则亦病呕逆，此属热，宜用黄连者也。二证寒热不同，故降逆之药品亦因之而异（近人不辨寒热，合黄连用之，模棱之见耳）。此节证象为呕而肠鸣，为心下痞，郁热在上，寒水在下，与"伤寒，胸中有热，胃中有邪，腹中痛，欲呕吐"之黄连汤证略同，故半夏泻心汤方治，所用半夏、干姜、甘草、人参、黄连、大枣皆与黄连汤同。惟彼以寒郁太阴而腹痛，用桂枝以达郁。此为气痞在心下，热邪伤及肺阴，兼用黄芩以清水之上源，为不同耳。又按《伤寒·太阳篇》云："但满而不痛者，此为痞，柴胡汤不中与之，宜半夏泻心汤。"知此方原为治痞主方，所以不与腹中雷鸣下利之证同用生姜泻心汤者，亦以水气不甚，不用生姜以散寒也。

干呕而利者，黄芩加半夏生姜汤主之。

黄芩加半夏生姜汤方

黄芩、生姜各三两　甘草二两　芍药一两　半夏半升　大枣十二枚

上六味，以水一斗，煮取三升，去滓，温服一升，日再夜一服。

太阳寒水内薄，胃底胆汁不能相容，则为干呕。寒水太多，脾不能胜，协标热下趋，即为自利。二者均为脾胃不和，方用黄芩汤以治协热利。其功用在清胆火而兼能扶脾，合小半夏汤以止呕，其功用不惟降胃逆，而并能去水。此二方合用之大旨也（方及证治，并见《伤寒论·太阳篇》）。

诸呕吐，谷不得下者，小半夏汤主之。

小半夏汤方　见痰饮。

呕吐而不能食，为胃中虚寒，是宜吴茱萸汤者也。仲师乃曰："诸呕吐，谷不得下者，小半夏汤主之。"然予尝如法用之，往往失效。岂仲师之误耶？是不然，古人用半夏多用生者，但洗去泥耳。近来药肆所用，先以水浸七日，去膏液而留渣滓，去水之本性全失，再用生姜汁拌炒半熟，欲其立止呕吐，岂可得哉！按呕吐一证，心下水气不甚，胃中虚寒者，则宜吴茱萸汤。水气太甚，时时泛滥而呕吐清水者，则宜生半夏生姜汤，仲师所谓纳半夏以去其水也。

呕吐而病在膈上，后思水者解，急与之。思水者，猪苓散主之。

猪苓散方

猪苓、茯苓、白术（各等份）

上三味，杵为散，饮服方寸匕，日三服。

水气在心下则甚，在膈上则微。呕吐而病在膈上，则倾吐易尽，设渴而思饮，则水气已尽，其病当解，急与水以滋其燥，而此外更无余病。《伤寒论》所谓"少少与之愈也。"若水气在心下而呕吐思水者，则当通下焦，特于五苓散中去桂枝、泽泻以利小便，使下焦通，而在上之水气，得以下行，上承之津液，乃不为所阻，而渴饮自止矣。此亦《伤寒·太阳篇》"渴者宜五苓散"之意也。

呕而脉弱，小便复利，身有微热。见厥者，难治。四逆汤主之。

四逆汤方

附子一枚（生用）　干姜一两半　甘草二两（炙）

上三味，以水三升，煮取一升二合，去滓，分温再服，强人可大附子一枚，干姜三两。

呕而脉弱，水胜而血负也。惟其水胜，则下焦必寒，故小便复利（按此证，小便必色白不黄）。浮阳外出，而中无实热，故身热微。手足见厥者，中阳虚而不达四肢也。此证纯阴无阳，自半夏泻心汤以下诸方，俱不合用，故曰难治。难治非不治也，盖舍四逆汤大温中下之剂，病必不愈。观方后所列强人可大附子一枚，干姜三两，可以识难治之旨矣。

呕而发热者，小柴胡汤主之。

小柴胡汤方

柴胡半斤　半夏半升　黄芩、人参、甘草、生姜各三两　大枣十二枚

上七味，以水一斗，煮取六升，去滓再煎，取三升，温服一升，日三服。

凡疟病多呕，其脉必弦。所以多呕者，胆胃之气上逆也。故疟病用小柴胡汤，往往取效。然则呕而发热者，仲师虽不言脉，窃意脉亦见弦，故亦宜小柴胡汤。柴胡以发汗，黄芩以清胆，参、草、姜、枣以和胃。汗出而外解，则表热不吸引胆火，中气不至上逆，而无呕吐之弊。此呕而发热，所以与疟同法也。

胃反，呕吐者，大半夏汤主之。

大半夏汤方

半夏二升　人参三两　白蜜一升

上三味，以水一斗二升，和蜜扬之二百四十遍，煮药取二升半，温服一升，余分再服。

反胃之证，大便如羊矢，艰涩而不下，不类阳明燥矢，可用大承气汤以下之。况水气太甚，渗入于胃，胃底胆汁不受，因而呕吐。呕吐伤及胃阴，时时上泛，胃因不和，水气所以不降者，又因大肠干涸之故（胃中谷食，久不下十二指肠，肠中粪秽一似阴干者然）。故大半夏汤方治，生半夏以去水，人参以益胃汁，白蜜以润肠，使渣滓下通，水乃得降，而胃反之病愈矣（按世俗相传朝食暮吐、暮食朝吐方治，为熟地二两，山萸肉三两，牡桂一钱。又有脾胃虚弱食不消化方，为秫米粉作汤圆子，每服煮食七粒，加醋吞服。一重用山萸肉，一用醋，皆能令干涸之粪发酵易化，附存之。癸酉闰五月十四日，裴德炎妻病此，予用姜半夏四钱，潞熏参一两，白蜜四两，三剂即便通能食呕止）。

食已即吐者，大黄甘草汤主之。

大黄甘草汤方

大黄二两　甘草一两

上二味，以水三升，煮取一升，分温再服。

食已即吐，所吐者为谷食，非饮水即吐之比。胃底胆汁，不能合胰液而消谷，反逆行而冲激于上，故食已即吐。但吐之太暴，虽由胆火上逆，要亦因大肠之壅塞，故方用甘草以和胃，大黄以通肠，肠胃通而胆火降，谷食乃得以顺受焉，此大黄甘草汤之旨也。

胃反，吐而渴欲饮水者，茯苓泽泻汤主之。

茯苓泽泻汤方

茯苓半斤　泽泻四两　甘草、桂枝各二两　白术三两　生姜四两

上六味，以水一斗，煮取三升，内泽泻，再煮取二升半，温服八合，日三服。

此证与病在膈上节略同，方治以利水为主，亦与思水之猪苓散相似。茯

苓泽泻方治，于五苓中去猪苓以泄水，可知渴欲饮水，为水气阻于心下，津液不能上达喉舌，而初非真渴，所以加生姜、甘草者，亦以水邪出于胃之上口，辛甘发散以调之也。所以后纳泽泻者，亦以其气味俱薄，不任多煎也。

吐后，渴欲得水而贪饮者，文蛤汤主之，兼主微风，脉紧头痛。
文蛤汤方

麻黄三两　杏仁五十枚　大枣十二枚　甘草、石膏、文蛤各五两　生姜三两

上七味，以水六升，煮取二升，温服一升，汗出即愈。

吐后渴欲得水而贪饮，似与前证吐而渴欲饮水者无别。何以前证用茯苓泽泻汤，此证独宜文蛤汤，此不可以不辨也。盖吐而渴欲饮水，为随吐随渴，随饮随吐，水气溜胃之上口而里无热之证。吐后渴欲得水而贪饮，为吐后之渴，水气出上膈而里有热之证。惟其无里热，故但疏阳气通小便，使水热自下焦泄之。惟其有里热，故上发汗而下泄热，使水气从上下二焦分泄之，夫各有所当也。

干呕吐逆，吐涎沫，半夏干姜散主之。
半夏干姜散方

半夏、干姜各等份

上二味，杵为散，取方寸匕，浆水一升半，煮取七合，顿服之。

始而干呕（俗名胃泛），继而吐逆（俗名胃寒，所吐清水），是水气从胃之上口渗入，胃不纳而上泛之证也。加之以吐涎沫，心下必有微饮，其所以异于头痛一证者，彼但为胃中浊气上泛，初无水气，故但用吴茱萸汤以降逆。此证吐逆，为膈上有水气，为胃中有寒，故用半夏干姜散以降逆而温中。徐忠可反以头痛者为重，此证为轻，殆不然也。

病人胸中似喘不喘，似呕不呕，似哕不哕，彻心中愦愦无奈者，生姜半夏汤主之。
生姜半夏汤方

半夏半升　生姜汁一升

上二味，以水三升，煮半夏取二升，内生姜汁，煮取一升半，小冷分四服，日三夜一，呕止，停后服。

胸中为上焦升发水液之区，西医谓之淋巴干。气与水由细管中散出，胸中之气乃得舒畅，否则乳糜顿滞，即化为湿痰，阻其上出之气，肺气欲纳而不能受，胃气欲抗而不能伸，于是似喘不喘，似呕不呕，似哕不哕。肺气不达，胃气不通，上不得为噫嗳，下不能转矢气，以致彻心中愦愦无奈。究其所以致此者，为其湿痰阻塞膈上，阳气被遏而不宣也。方用生姜汁以宣阳气郁，用生半夏以祛水气之停，但使阳气通于上，湿痰降于下，胸中气机，乃通达无所窒碍，而诸恙自愈矣。

干呕，哕，若手足厥者，橘皮汤主之。

橘皮汤方

橘皮四两　生姜半觔

上二味，以水七升，煮取三升，温服一升，下咽即愈。

干呕及呃，皆出于胃气不和，但病之来源不同，故治法亦异。胃主四肢，胃气阻塞不能旁达四肢，故手足厥。要其所以致此者，不可以不辨也。水胜血寒，阳气不达四肢者，手足必厥，但必有兼证，或为吐利交作，或为下利，其脉必细弱无力，此宜四逆、理中者也。或湿痰与宿食交阻中脘，阳气不达于四肢，则手足亦厥。其人或咳或悸，或小便不利，或腹中痛而泄利下重，此宜四逆散者也。若但见干呕呃之证，其脉必不微细，亦必无泄利下重之变。胃中阳气所以不达四肢者，要不过气机阻塞耳，故但用生姜以散上膈之郁，橘皮以发胃气之闭，温服一升，而下咽即愈矣。

哕逆者，橘皮竹茹汤主之。

橘皮竹茹汤方

橘皮二觔　竹茹二升　大枣三十枚　生姜半觔　甘草五两　人参三两

上六味，以水一斗，煮取三升，温服一升，日三服。

哕有寒热之别，哕而腹满条及前条，已详言之矣。若但哕逆而别无兼证，在上无干呕手足厥之变，在下无腹满之变，则但为中气之虚，而微见胆火上逆。中气虚则阳气不能外散，而阻于膈上，兼之胆火内郁，于是吸入之清气与之相触，遂病呃逆。方以橘皮竹茹为名者，橘皮以疏膈上停阻之气，竹茹以疏久郁之胆火，而呃逆可止矣。然呃逆之由，起于上膈不散之气，胆火之上冲，亦为此不散之气所郁，而气之所以不得外散者，实因中气之虚，故知此方橘皮、竹茹为治标，大枣、生姜、甘草、人参为治本。不然，但用橘皮竹茹亦足治呃矣。既愈之后，能保其不复哕耶？

夫六腑气绝于外者，手足寒，上气，脚缩。五脏气绝于内者，利不禁。下甚者，手足不仁。

气之行于六府者，水分之寒得血分之温，蒸化外出者为卫。血分温度不高，则水分不能化气达于皮毛之外而手足寒。水气留着上膈，里气阻而不出，外气吸而不纳，则为上气，病属太阳。肠胃燥热，大便不通，熏灼阳明支脉，股下牵掣，右膝外廉屈而不伸，病属阳明。脾湿下陷，肾阳虚而不能泄水，溢入回肠，则利不禁，是为阴气内绝。脾主四肢，脾湿下陷，阳气不达，故手足不仁，甚则逆冷。仲师不言者，盖即在不仁之内也，病属三阴。沈自南说不精，以脚缩为阳虚生寒，尤谬。

下利，脉沉弦者下重，脉大者为未止，脉微弱数者，为欲自止，虽发热，不死。

脉沉弦为有水，此《伤寒》、《金匮》之通例也。水与湿并，乃病下利。水流动而湿黏滞，故利而下重，此为四逆汤证，为其寒湿下陷也。予治此证，见脓血者，或用附子理中汤加柴胡、升麻，所以疏郁而消毒也。痛甚则加乳香、没药，所以止痛也。此厥阴下利，虽下重而不宜凉剂者也。若夫寒尽阳回，则阳明脉大，是其始病寒湿而利不止，继乃寒湿变为燥热而利仍未止，是即后文下乃愈之证，宜用大承气汤者也。惟邪尽正虚，脉乃微弱，邪尽则利欲自止。阴尽阳回，脉乃微弱而兼数，则尤可决其利将自止也。此证虽脉数而渴，甚至发热圊脓血，但用清热去湿之白头翁汤，一二剂可愈，故曰"虽发热不死"，不似肢冷脉伏，治以温药而厥不还者，为必无生理也（此条见《伤寒论·厥阴篇》）。

下利，手足厥冷，无脉者，灸之，不温，若脉不还，反微喘者，死。

脾主四肢，脾藏虚寒，则手足厥冷。心主脉与血，心房血虚，则无脉。欲温脾藏，莫如干姜、甘草，欲强心房，莫如附子，则四逆汤其主方也。此为有脉者言之也。若血分中热度消歇，以至脉伏不鼓，则非药力所及，是当通灸三阴诸穴，使阳气四达，而手足当温，脉伏当出。若既灸之后，手足依然逆冷，脉之伏者，依然不还而反见微喘，则是血虚于里，气脱于外，危在旦夕矣。

少阴负趺阳者为顺也。

此句与上不接，当为另一条。盖少阴为病，每患寒湿下陷，但得寒尽阳回，即是生机。少阴病虽三急下证，及时而治，皆可不死，为其以少阴而兼阳明也，故谓之顺。

下利，有微热而渴，脉弱者，令自愈。

下利，脉缓，有微热，汗出，令自愈。设脉紧，为未解。

下利一证，起于脾阳不升，而寒湿下陷，其脉当见沉紧。身冷无汗，不言可知。盖阳气外散则脉见浮缓，太阳中风发热有汗者，脉必浮缓，其明证也。阴寒内据，则脉见沉紧，厥阴下利，脉沉弦为下重，其明证也。是故下利一证，以出阳为顺，以入阴为逆，微热而渴者，水湿下尽，而阳明之气当复也。微热汗出者，里水外泄，而太阳之气当复也，故皆令自愈。而沉紧有力，不见缓弱之脉则为未解。"缓"字旧讹作"数"，陈修园不知此证为寒尽回阳，望文生训，反以为热利。夫热利为白头翁汤证，岂不药自愈之证耶。

下利，脉数而渴者，令自愈。设不差，必圊脓血，以有热故也。

人体之强弱，视血热之存亡为进退。血热之存亡不可知，要当验之于脉。下利见阴脉，则难愈，见阳脉则易愈，其大较也。是故下利脉沉弦，则病下重，由血热为水气所压，相抗于下部也。此为初病者言之也。病者脉微而厥，则为下利清谷，由血中温度消亡，而水气独胜也。此为病甚者言也。按其外证，为恶寒，为肢冷，其里证为不渴饮，小便色白，莫不以阳气退为病进。至如下利脉数，则血热渐高，加之以渴，则水气渐减，此即死阴尽去，生阳来复之佳兆，固当不药自愈。间亦有不即差者，则一变而圊脓血，此为阳回太暴，然究非死证，白头翁汤、桃核承气汤俱可随证酌用，要不当泥于始病之阴寒，而漫用桃花汤也。

下利，脉反弦，发热身汗者愈。

下利一证，其脉始于沉弦，由沉弦而沉迟，由沉迟而沉微，其人固已垂死矣。若迟微之脉，一变而为浮弦，则太阳寒水之气，已受血热蒸化，将从皮毛外泄。仲师所谓反弦者，反之言转，弦之言紧，谓沉微之脉，一转而成太阳浮紧之脉也。由浮紧而发热，由发热而汗出，则内陷之寒湿，已从太阳外解，病有不愈者乎。

下利气者，当利其小便。

下利一证，决无小便，此尽人之所知也。但仲师所谓下利气者，当利其小便，究属何因，其与后文气利用诃黎勒散止涩者究竟是一是二，此不可以不辨也。盖本节所谓下利气者，为方在下利，肛门辟辟作声，一似转矢气者，气与腹中殊不相接，此利实关下焦（太阳篇，理中者，理中焦，此利在下焦，可与赤石脂禹余粮汤，不差，当利其小便，即此证）。下焦阳气不通，水道闭塞，气乃并注于肛门，于五苓散中重桂枝以达阳，合四苓以泄水，但令水泄于前，即气还其故，而利自愈矣。若夫气利用止涩之诃黎散者，实因久利而气虚下陷，意与近人治晨泄用四神丸略同。予昔寓白克路，治乡人陶姓曾用之，所用为诃子壳，取其味涩能止，彼以药末味涩，不能下咽，和入粥中强吞之，日进一服，三日而止，与当利小便之证，病原固自不同也。

下利，寸脉反浮数，尺中自涩者，必圊脓血。

下利一证，其脉多见沉迟，而不应反见浮数，为其寒湿下陷也。若见浮数，即为寒尽阳回而利将自止，但不应独见于寸口。而尺中自涩，涩者，凝定不流之象，盖胞中血海凝涩不通，气机不达于冲任，是为瘀血。此证必见腹痛，下连少腹，热在上，瘀在下，故必圊脓血也。此证不必治脓血，血尽下利自止，当从"呕痈脓者，脓尽自愈"之例，说解详《伤寒论·厥阴篇》（如病者必欲服药，略用丹皮、桃仁、土鳖虫等味均可）。

下利清谷，不可攻其表，汗出必胀满。

下利清谷，为太阳寒水不能作汗，下并太阴寒湿，冲激肠胃之证。太阳为寒水之府，少阴为寒水之藏，故在《伤寒论》中，太阳、少阴二篇并见之，皆为四逆汤证。此证表热里寒，本太阳证而内陷太阴，故有不可攻表之戒。按胀满原属太阴寒证，下利清谷，中阳垂绝，若更误汗，致一线微阳外散，阴寒乃独据中宫，譬之一瓮寒水，冬令坚冰，势将暴裂。设遇此变，惟大剂生附子以回阳，或当挽救一二，慎勿误认肝郁也（近代医家多有此失）。

下利，脉沉而迟，其人面少赤，身有微热，必郁冒汗出而解。下利清谷者，其人必微厥，所以然者，虚故也。

下利一证，原属寒湿下陷，而血热不能上抗，脉之所以沉迟也。若其面戴阳，而身有微热，即可知血分热度渐高，为寒尽阳回之渐。阳热内蕴，乃见郁冒。郁者，身热而汗不遽泄。冒者，气上冲而欲呕之象也。此时心中极为懊恼，逮肺与皮毛中含之水气，为阳热蒸逼，乃漐然汗出而愈矣。若夫下利清谷一证，其人必脉微肢厥，肠胃中阳气垂绝。所谓下虚者，久利而虚寒也。此为四逆汤证，学者不可不知。

下利后，脉绝，手足厥冷，晬时脉还。手足温者，生。脉不还者，死。

心主脉，下利脉绝，则心房血寒。脾主四肢，下利手足厥冷，则脾阳已绝。欲强心房，莫如生附子，欲温脾阳，莫如干姜、甘草，则四逆汤其主方也。假令服汤后一周时，心房得温而脉还，脾阳得温而手足热，则其病可以不死。盖此证不惟手足厥冷而肢体常有冷汗，黏腻如膏油，所下之物白如猪膏，又似冬月之肉冻。病者自觉脑中轰轰有声，久则魂飞帐顶，身摇摇如坠万丈之深潭，背有所著，则忽然惊觉，日数次，直待阳回之后，膏汗始敛，神魂始定，盖去死不远矣。予十五岁时，侍先严秉生公疾亲见之，盖始服高康泉芩连汤而加剧，继服陈子雍外祖芩芍汤，而病益不支。厥后，延赵云泉先生，方用制附子五钱，吴萸三钱，干姜四钱，炙甘草三钱，五味子三钱，公丁香三钱，吉林参三钱，二剂后，手足始温。若服药后脉绝不还，则一身精血俱寒，虽有卢扁，无能为役矣。敬告同人，倪涵初疟利三方，慎毋轻用而杀人也。

下利后，腹胀满，身体疼痛者，先温其里，乃攻其表。温里宜四逆汤，攻表宜麻黄汤。

下利而腹胀满，为太阴寒湿内据，前于不可攻表条下，已详言之。身体疼痛，则由太阳寒水为表寒所郁，不能化汗液而出皮毛。先温其里，后救其表，此为伤寒通例。温里固宜四逆，救表实用麻黄，伤寒论中太阳、厥阴二条，与本条并桂枝，不可盲从。

下利，三部脉皆平，按之心下坚者，急下之，宜大承气汤。

今之论治者，遇脉证不符之证，或从证不从脉，或从脉不从证，此意实本仲师。即如本节"下利，三部脉皆平"，而无滑大坚实之象，但不在急下之例。然按之而心下坚，心下当胃之上口。今按之而坚，胃中必有宿食梗塞，致上下之气不通。设在上之梗塞一日不去，则下利一日不止，此其所以法在急下，而不当从脉者也。

下利，脉迟而滑者，实也。利未欲止，急下之，宜大承气汤。

下利脉迟，为寒湿在里，血分不敌水分之证。盖胃为生血之原，胃所以能生血者，实关于胃底消食之胆汁。胆火盛而纳谷多，则富其生血之原而脉数。胆火虚而纳谷少，生血之原不足，故脉迟。按《伤寒·阳明篇》云："脉迟，食难用饱，饱则微烦，头眩，必小便难，此欲作谷疸。虽下之，腹满如故。所以然者，脉迟故也。"此寒湿阻于太阴，不当攻下之明证也。又云："阳明病，脉迟，虽汗出不恶寒，其身必重，短气，腹满而喘，有潮热者，此外已解，可攻里也。若汗多微发热恶寒者，外未解也。其热不潮，未可与承气汤。"此太阴、阳明同病，湿留肌腠，表气不达，不当攻下之明证也。若脉迟而兼滑，则为内实。阳明篇又云："谵语，发潮热，脉滑而疾者，小承气汤主之。"此即脉滑当下之例。盖病者内藏有所停蓄，则其脉滑，是故上膈有湿痰者滑，妇人妊娠者滑，肠胃宿食不去则亦滑。

【按】此证必兼腹痛，故必通肠胃窒塞，然后痛定利止，此所以当急下也。

下利，脉反滑者，当有所去，下乃愈，宜大承气汤。

下利之脉多沉迟，为其寒湿下陷也。若沉迟之脉，转为滑疾，则阴脉转阳，其病必腹痛拒按。"反"之言"转"也，谓脉之本不如是也，病固有前一日甫用附子理中汤，后一日即当用大承气汤者。予昔年治江阴街肉店范姓男子亲见之，盖湿以下利而日消，寒以温药而顿尽，胃中宿食，不能与之俱去，故前此之缓痛喜按者，一变而为急痛拒按，则舍大承气汤外，岂复有愈疾之方治乎。

下利已瘥，至其年月日时复发者，以病不尽故也，当下之，宜大承气汤。

大承气汤方　见《伤寒论·阳明篇》，又见痉病。

血热盛壮之人，遇天气酷蒸，往往以多汗而胃中化燥，始则大便不行，继则口燥饮冷。夏令伏阴之体，饮冷太暴，或且转为下利。究之利者自利，胃中燥实，依然不去，故仍宜用大承气汤以下之。予子湘人辛未六月在红十字会治一山东人亲见之。一剂后不再来诊，盖已瘥矣。壬申六月，复见此人来诊，诊其脉，洪大而滑疾，已疏大承气汤方治矣。其人曰："去岁之病，承先生用大黄而愈。"湘人告以亦用大黄，其人欣然持方去，不复来，盖又瘥矣。又江阴街烟纸店主严姓男子，每年七月上旬，大便闭而腹痛，予每用调胃承气汤，无不应手奏效。殆亦血热太高，暑汗经其排泄，胃中易于化燥，可见此证不忌冷饮，则湿流太阴部分而兼下利，不敢饮冷，则但病大实满痛，要之为承气汤证。若仲师所云："下利已瘥，至其年月日复发为病不尽。"世岂有病根不拔，能安然眠食，待来岁今日而复发者乎？故知"病不尽"为仲师失辞不可为训。

下利，谵语者，有燥屎也，小承气汤主之。

小承气汤方

大黄 （四两）　　枳实 （三枚）　　厚朴 （三两炙）

上三味，以水四升，煮取一升二合，去滓，分温二服，得利则止。

大便燥结之证，当有谵语，为肠胃浊热上蒙脑气，心神为之恍惚也。若夫下利一证，正复不当谵语，仲师主以小承气汤，而决其有燥屎，按此即世俗所谓"热结旁流"。张隐庵注《伤寒论》，以此证为必无，特未观其通耳。说解详《伤寒论·厥阴篇》，不赘。

下利，便脓血者，桃花汤主之。

桃花汤方

赤石脂一斤（一半全用，一半研末）　干姜二两　粳米一升

上三味，以水七升，煮米熟，去滓，温服七合，纳赤石脂末方寸匕，日三服。若一服愈，余勿服。

下利便脓血，为少阴寒湿沉浸，血络腐败之证。陈修园以为由寒郁转为湿热，因而动血，此真大误。水分多于血分，不及注肾膀为溺，乃溢入回肠而下利。水寒血凝，若冻家然，冻家既溃，即有脓血。下利便脓血者，正复如是，非温化其寒而填止其湿，不惟下利不止，脓血又将加剧，此固寒水凝瘀血络，积久溃败之证，非寒郁转为湿热，然后动血也。盖寒湿下注为第一病因，故桃花汤方治，以止涩之赤石脂为君。由寒湿浸灌，致内藏血络腐败为第二病因，故干姜次之。由下利而脾精耗损，为第三病因，故粳米又次之。假令当小便不利腹痛之时，早用四逆理中，或不至下利而便脓血也。余详《伤寒论·少阴篇》，不赘。

热利下重者，白头翁汤主之。

白头翁汤方

白头翁二两　黄连、黄柏、秦皮各三两

上四味，以水七升，煮取三升，去滓，温服一升，不愈更服。

热利之别于寒利者，热利之证，臭秽逼人，往往不可向迩，而寒证无之。热利之证，身热而气粗，面垢而色浮，而寒证无之。热利有滑大动数之脉，而寒证无之。兼此数者，乃能如航海南针，不迷所向。究其所以下重者，则以湿热并居，阻塞气分，秽物不得宣泄也。白头翁汤方治，用白头翁、秦皮，以清凉破血分之热，黄连、黄柏以苦燥而兼凉性者，除下焦之湿，于是湿热并去，气无所阻而利自止矣。所以不用气分药者，湿热去而气自通也。若后人所用香连丸，即治此证，而识解已落后一层矣。

【按】此与前一条对文，使人知寒热之辨。

下利后更烦，按之心下濡者，为虚烦也，栀子豉汤主之。

栀子豉汤方

栀子十四枚（擘）　香豉四合（绵裹）

上二味，以水四升，先煮栀子得二升半，纳豉，煮取一升半，去滓，分二服，温进一服，得吐则愈。（按：方后末八字，宜从张氏删之）

心下当胃之上口，胃中燥热则熏灼心下而烦。固自有阳明燥证，虽经下后，心中懊侬而烦者，则下利后之更烦，安知非胃中有燥屎，宜大承气汤之证。但有燥屎者，心下必硬，今按之而濡，可见烦为虚烦。盖下利后津液消耗，阴不抱阳，由是在表则浮阳不收，在里则余热不去，郁结而生虚烦，甚有反复颠倒胸中窒塞及心中热痛者。然究为病后余邪，故但用豆豉以发表汗，生山栀以降里热，而虚烦可解。所谓"在表者散而去之，在高者引而下之"也（栀子生用，下走大肠，《伤寒·太阳篇》："病人旧微溏者不可与之。"其明证也）。

下利清谷，里寒外热，脉微欲绝，汗出而厥，通脉四逆汤主之。

通脉四逆汤方

附子（一枚生用）　干姜（三两，强人可四两）　甘草（二两炙）

上三味，以水三升，煮取一升二合，去滓，分温再服。

下利清谷，为完谷不化，胃中阳气消亡之证也。胃底消食之胆汁，日见薄弱，不能消入胃之水饮，乃挟未化之谷食直下小肠大肠，是为里寒。寒据中宫，逼真阳外浮，是病外热。外热则汗出，里寒则手足厥逆，以病情论，里寒为真，外热为假。"里寒外热"下，原脱"脉微欲绝"四字，说详《伤寒发微》中。盖阳亡于外而脉微欲绝，故方治为通脉四逆汤，用生附子一枚以强心房，而脉之伏者起，以心主脉故也。干姜四两、炙甘草三两以助脾阳，而手足之厥逆者温，以脾主四肢故也。里寒外热，真阳外浮，外内不通，故加葱九茎以通之。寒凝血瘀，腹中必痛，故加芍药以疏之。此仲师用通脉四逆之旨也。

下利，肺痛，紫参汤主之。

紫参汤方

紫参（半斤）　　甘草（三两）

上二味，以水五升，先煮紫参，取二升，内甘草，煮取一升半，分温三服。

下利一证，未闻有肺痛者，且肺痛当是何病，所痛之处，究系何部分，究竟是寒是热，历来注家绝无分晓，此所当研核者也。

【按】《内经》云："一阳为病，善咳善泄。"盖少阳之火，下注则为泄利，上注于肺则为咳，燥火上迫，肺有所壅，乃至咳而肺痛，则此证为热而非寒也。然则痛在何部分？曰："其痛当在胸中。"予尝见病肺痈之人，胸中当隐隐作痛，此即痛在胸中之明证。考本书肺痈方治为桔梗甘草汤，盖桔梗以泄壅，甘草以除毒，而肺痛可止。陈修园疑紫参为桔梗之误，理或然也。

气利，诃黎勒散主之。

诃黎勒散方

诃黎勒十枚（煨）

上一味为散，粥饮和，顿服。

说解详"上下利气者"节，兹不赘。诃黎勒今名诃子，味涩而苦，煨不透则研不细，入咽梗塞，前于同乡陶姓亲验之。

疮痈肠痈浸淫病脉证治第十八

诸浮数脉，应当发热，而反洒淅恶寒，若有痛处，当发其痈。

凡外证初起，必先恶寒，此其大较也。盖痈之所由成，血络闭于寒湿，而营气不通。营郁生热，脉乃浮数，血以凝涩而内停，则阳气不能独行于表分，此所以当发热而反洒淅恶寒也。遇此脉证，虽形似伤寒，而实为痈疽，始则恶寒，继则发热，寒热日作，若疟发然，三数日后，瘀血蕴蒸化热，始知痛处，此与将溃之冻瘃正复相似，无论在何部分，皆当以药发之。大约人体外证之属寒者，除流注外，发背、脑疽最为重大。惟世传阳和汤一方，与仲师当发其痈之旨最合。若误投寒凉败毒之品，十不活一。所以然者，为血络凝于寒湿，非疔毒、流火属于阳证者比也。

【附】阳和汤方

麻黄（三钱去根节）　炮姜（三钱）　熟地黄（一两）　鹿角胶（三钱）　肉桂（一钱），寒重加附子。

师曰："诸痈肿欲知有脓无脓，以手掩肿上，热者为有脓，不热者为无脓。"

痈毒初起，以肿大见红色为顺，而皮色不变，平塌不起者为逆。大率由寒而热，由热而肿，由肿而痛。痛剧则瘀血蒸化为脓，痛减则脓已成，身亦渐凉。抉而去之，疮口掩以拔毒生肌药，其证立愈，此因痛减而知有脓之说也。仲师验脓之法，则以肿处热不热为验，此又以热而知有脓之说也。予按痈疽大证，必有极大之脓头，坚硬不化，疮上极热灼手处，即为脓头所在。以刀抉之，百不失一。仲师之言，则固信而有征也。复有体虚未易肿大者，或妇人病在下体未便开刀者，仙方活命饮，成效卓著，当附存之。

【附】仙方活命饮方

乳香、没药（各二钱）　炙甲片（五钱）　皂角刺（三钱）　防风（一钱）　大贝（四钱）　生甘草（二钱）　归尾（二钱）　生黄芪（三钱）赤芍（四钱）　银花（三钱），排脓加白芷。上药水煎服，即日止痛，脓成自溃，未成即消。

肠痈之为病，其身甲错，腹皮急，如肿状，按之濡（此下与后条错简，今校正）。时时发热，热汗出，反恶寒，其脉迟紧者，脓未成，可下之，大黄牡丹汤主之。脉洪数者，脓已成，不可下也（三句旧误在上，今校正）。

大黄牡丹汤方

大黄四两　牡丹一两　桃仁五十个　冬瓜仁半升　芒硝三合

上五味，以水六升，煮取一升，去滓，内芒硝，顿服之，有脓当下，如无脓当下血。

肠痈一证，由于血凝气滞，阴络内阻，营气干涩，不能外润肤表，则肌肤为之甲错。甲错者，血枯之象也。在里之气血不通，乃成内痈。此证始以水寒而血凝，继以血凝而腐烂，若冻瘃然，日久化热，即成溃疡矣。血阻于内，气膨于外，故腹皮之急如鼓。但有气而无水，故按之濡。时发热自汗出复恶寒者，肺与大肠为表里。皮毛为肺所主，肠内病痈，邪热外薄皮毛，故时发热。热胜而皮毛开，故自汗。汗后毛孔不闭，风乘其虚，故复恶寒。脉迟而紧则里热未盛，毒血尚凝聚未散，不难一下而尽，所谓曲突徙薪也。以其大肠壅阻也，用大黄、芒硝以通之。以其身甲错，知其内有干血也，用桃仁、丹皮以攻之。以发热自汗复恶寒，知大肠移热于肺，肺主之皮毛，张于标热而不收也，用泻肺除热之冬瓜仁以清之，此大黄牡丹汤之义也。若夫里热既盛，脓成血溃，至于两脉洪数，则非一下所能尽。仲师不曰"脓已成，赤豆当归散主之"乎（方见百合狐惑篇中）。究其所以不可下者，譬之流寇，溃散则难为攻，不如方聚之易为歼也。尝记癸丑十一月，若华之母病此，腰腹俱肿，有时发热自汗，有时不甚发热，痛不可忍，按之稍定，于冬至前二日，用大黄五钱，丹皮一两，桃仁五十粒，冬瓜子八十粒，芒硝三钱，服后腹中大痛，午后下血半净桶，而腹平痛止，不啻平人矣。辛未四月，强鸿培嗣子福全病此，既就宝隆医院矣。西医指为盲肠炎，并言三日后大开刀，福全不解，私问看护，以破腹告，福全惧，弃其衣物而遁，翌日，抵予小西门寓所，以腹中剧痛求诊。按其脉紧而数，发热有汗，但不恶寒，予即疏方与之，明日复诊，盖下经三次而腹痛止矣。又壬申年，治大自鸣钟慎大衣庄裘姓少年亦如之。癸酉年，治陆姓少女腹右旁痛，痛经四月，身体瘦弱，西医不敢开刀，由同乡高长佑推荐，予以此方减轻授之，当夕下泥黑粪，痛未止，稍稍加重，遂大下黑粪，如河泥，其痛乃定。调理一月，方能出险，盖亦危矣。乙亥八月，四明史惠甫病此，已由姜佐景用前方下过，未能拔除病根，予用生大黄五钱，冬瓜仁一两，桃仁八十粒，丹皮一两，芒硝三钱，外加当归、赤豆，二诊加赤芍五钱，败酱草五钱，所下黑粪，并如污泥状，病乃出险，并附记之。

肿痈者，少腹肿痞，按之即痛，如淋，小便自调，腹无积聚，身无热，脉数，此为内有痈脓（"内"字上旧有"肠"字，误），薏苡附子败酱散主之（腹无积聚下，旧讹在上节，今校正）。

薏苡附子败酱散方

薏苡仁十分　附子二分　败酱五分

上三味，杵为散，取方寸匕，以水二升，煎减半，顿服，小便当下。

肿见于外，谓之肿痈，不类病在大肠，气膨腹皮，但见肿状也。按此节所列病状，曰："少腹肿痞，按之即痛，如淋，小便自调。"显系少腹疽。《伤寒·太阳篇》："少腹硬满，小便自利者，下血乃愈。"又云："少腹硬，小便不利者，为无血也。小便自利，其人如狂者，血证谛也。"此可见病在血分者，水分必无阻碍，今少腹肿痞，按之即痛如淋，小便自调，与少腹硬而小便自利，有何差别。病当在胞中血海，岂得更谓之肠痈。且以证情论，"小便自调"下，当与上节"腹无积聚"连属，为薏苡附子败酱散证。观于方治后"小便当下"字，但可决为少腹肿痞证方治，断非其身甲错之方治矣。肿痞在少腹，上不及脐，故知腹无积聚，病根即在少腹。不似标阳内陷，故身无热，但据少腹肿痞按之即痛如淋之病状，加之以脉数，便可知血已成脓，然则肠内有痈脓，实为内有痈脓之误。要知证虽化热，病原实起于肾寒，血海遇寒而凝，凝则痛，久而化热，血之凝者腐矣。故方治十倍利湿开壅之薏苡，而破血热排脓之败酱草半之，略用生附子以解凝而止痛，数不及败酱之半，然后少腹之脓，乃得从小便中出。予直决其为少腹疽，王鸿绪以为患在少腹之内为小肠疽，陈修园又以为小肠痈，俱谬误。不然少腹承下焦水道，由肾藏出，与小肠之下自接大肠者，何尝有丝毫干涉耶。尝记辛未正月，予子妇之妹嫁江阴北门外程姓者病此，昼夜剧痛，不能安睡，小便时时出黏腻白物，有时微带红色，所出不过一滴，出之先痛不可忍，赴医院求诊，西医饮以药水，七日不减，其夫以病状来告，予用重剂仙方活命饮加当归四两，向杂量肆买赤豆一升先煎，后入他药，阴以茶铫携入医院，伪言开水，服之半小时即能安睡。明日用原方，二剂肿消，月余生一子。盖此证多出妊娠之妇，谅由气血凝聚化热，伤及血海所致，学者幸致意焉。

问曰："寸口脉浮微而涩，法当亡血，若汗出，设不汗出者云何？"曰："若身有疮，被刀斧所伤，亡血故也。"

人之一身，皮毛之内，尽含水分，水分所以能化气外泄者，全恃周身之血热，血热之盈亏不可知。以寸口脉为之验，脉微而涩，是为阴虚。阴虚之人或吐血，或盗汗，是为虚劳本证。今见此极虚之脉，既不吐血，又无盗汗，病既不属虚劳，则其人必有夙疾，或身有疮疡，而脓血之抉去者过多，或向受刀创而鲜血之流溢者加剧，虽境过情迁，而营气既衰，断不能复充脉道，盖脉之虚，正不系乎新病也。

病金疮，王不留行散主之。

王不留行散方

王不留行十分（八月八日采）　蒴藋细叶十分（七月七日采）　桑东南根白皮十分（三月三日采）　甘草十八分　黄芩二分　川椒三分　厚朴二分　干姜二分　芍药二分

上九味，前三味烧灰存性，各别杵筛，合为散，服方寸匕，小疮即粉之，大疮但服之，产后亦可服。

此方有桑皮之润，厚朴之燥，黄芩之寒，椒姜之热。大致金创流血，创口干燥增痛，故宜润。血去既多，湿寒停阻脾阳，故宜燥。血虚则生内热，故宜凉。血分热度以亡血而低，中阳失运，故宜温。而终以通利血脉止金创血为要。故以王不留行、蒴藋细叶为方中主药，而芍药佐之，又复倍用甘草以和诸药，使得通行表里，此王不留行散之大旨也。

排脓散方

枳实（十六枚）（芍药六分）　桔梗（二分）

上三味，杵为散，取鸡子黄一枚，以药散与鸡黄相等，饮和服之，日一服。

予按此方之上，脱去病证，以方治重用枳实，当为胃痈。

排脓汤方

甘草（二两）　桔梗（三两）　生姜（一两）　大枣（十枚）

上四味，以水三升，煮取一升，服五合，日再服。

【按】此为肺痈方治，故与桔梗汤同。

浸淫疮，从口起流向四肢者可治，从四肢流来入口者不可治。浸淫疮，黄连粉主之（方阙）。

浸淫疮为脂水流溢之通称，说详"脏腑经络篇"。黄连苦寒，能清大毒，许半龙治疗毒重用之，往往取效，而其性尤燥，能去湿热，湿热既去，疮中脂水，乃不至蔓延流溢也。然则黄连粉方虽阙，其意则大可知也。

跌蹶手指臂肿转筋狐疝蛔虫病
脉证治第十九

师曰："病跌蹶，其人但能前不能却，刺腨入二寸，此太阳经伤也。"

此湿从下受之证也。跌蹶为足背经脉转戾，其人能前不能却，要为寒湿伤筋之证。昔大禹因治水，久居湿地病湿，至于两足不相过，后世巫者效之，谓之禹步，可为明证。仲师所云："刺腨二寸"，断为太阳经伤者，盖太阳之经入腘中，贯腨内，出外踝之后，至小指外侧。寒湿伤其经脉，血瘀不通，故强直而不能却。刺腨二寸，正所以泻其瘀也。惟近世内科能用针者少，予尝患右臂酸痛，自肩至于尺泽，长女昭华用毛姜四两、川乌三两、草乌五两、红花二两、良姜一两，每夜浓煎熏洗，月余竟愈，则寒湿伤经，似亦不妨用之也。

病人常以手指臂肿动，此人身体𥆧𥆧者，藜芦甘草汤主之 (方缺)。

《内经》云："风胜则动，湿胜则肿。"仲师言："手臂肿动，身体𥆧𥆧。"此可知为风湿痰涎走窜指臂，延及周身之证，与风痫证略同，特风痫无此表证耳。按子和《儒门事亲》云："一妇病风痫，其始一二年发，后即日发，甚至一日数发，求死不得。值凶岁，采野草充粮，见草若葱状，采蒸饱食，胸膈间胀闷，顷之，涌吐胶痰，数日，约一二斗，甚昏困，后遂轻健如平人。以所食葱访人，即藜芦也。"盖风痰内壅，积久旁窜，积者为本，窜者为标，用藜芦者，涌吐而抉其壅也。所以用甘草者，恐藜芦苦寒败胃，甘味以调之也。近痫证有日服控涎丹一钱，久而自愈者，亦所以去痰涎也。

转筋之为病，其人臂脚直，脉上下行，微弦，转筋入腹者，鸡矢白散主之。

鸡矢白散方

鸡矢白为末，取方寸匕，以水六合和温服。

转筋入腹之病，予未之见。原其病情，则与痓证之宜大承气汤者略同。痓证云："痓脉按之紧如弦，直上下行。"与此证"脉上下行微弦"何异。痓证云："脚挛急。"与此证"臂脚直"又何异。痓证燥热，阴液垂绝，故急下以救之，所以除里热也。此证用下气破积通利大小便之鸡矢白散，亦所以除里热也。所以然者，里热不除，则筋脉受灼而不得柔和，故必通其大肠，使阳明燥气内熄，而筋脉乃和。考葛仙方中风头足往后扯动，弯曲不伸，其形如弓，用鸡矢白三钱，酒五杯，用竹箸搅千遍，日服二次。予按此即痓病之卧不着席证。痓病自中风传来，易于化燥，内脏躁而筋脉受灼，以致全身强急，故借《内经》治膜胀之鸡矢醴以下之，盖亦《金匮》用大承气汤之义也。然则转筋用鸡矢白散，亦何独不然乎。

阴狐疝气者，偏有小大，时时上下，蜘蛛散主之。

蜘蛛散方

蜘蛛十四枚（熬）　桂枝半两

上二味，为散，取八分一匕，饮和服，日再服，蜜丸亦可。

此寒邪并少阳湿热并注睾丸之证也。湿热偏注，睾丸一胀一否，则偏有小大。发时胀而偏坠，不发则如平人，故时时上下。以其病在下体，与蚀下为狐同例，故谓之阴狐疝。蜘蛛破瘀消肿，昼隐夜出，为阴类之虫，取其下入阴部。桂枝通阳宣郁，能达肝胆沦陷之气。破瘀则寒湿不凝，通阳则郁热外散，而偏坠可愈矣。予昔在同仁辅元堂改散为煎，治愈二人。用桂枝三钱，蜘蛛一枚炙存性，一人二剂愈，一人一剂愈。章次公、王慎轩皆亲见之。今则相隔久远，并病者姓与居址而忘之矣。乙亥重九日，有倪姓来诊，其证时发时止，今以遇寒而发，偏坠微痛，夜有寒热，睡醒汗出，两脉迟滑。方用大蜘蛛一枚，炙过，川桂枝四钱，一剂即愈。此为前病肠痈之史惠甫介绍，并附记之。

问曰："病腹痛有虫，其脉何以别之?"师曰："腹中痛，其脉当沉，若弦。反洪大，故有蛔虫。"

此从脉象之异，决其为有虫之痛也。凡腹痛，脉沉为寒湿下陷，直四逆汤证耳。脉弦为肝邪乘脾，直小建中汤证耳。若不沉不弦而腹痛，则既非寒湿内停，又非肝胆郁陷，故可决为虫痛。然"洪大"二字，亦为仲师失词，脉不足据，当以病状参验之。不然岂大实满之阳明证，其脉独不洪大耶。

蛔虫之为病，令人吐涎，心痛，发作有时，毒药不止者，甘草粉蜜汤主之。

甘草粉蜜汤方

甘草（二两）　白粉（二两即铅粉）　白蜜（四两）

上三味，以水三升，先煮甘草，取二升，去滓，内粉蜜，搅令和，煮如薄粥，温服一升，差即止。

蛔虫之为病，常起于脾藏寒湿，由寒湿积为水痰，少阳之气不达于三焦，水痰感少阳生气，乃生蛔虫。蛔托生于痰涎，故其腹多涎。蛔饥吐涎，胃不能容，随即倾吐而出，此所以令人吐涎也。心痛者，心下窜痛，蛔上入膈故痛，非真心痛也。蛔安静则如平人，窜动则痛欲死，故发作有时，此蛔病之大概也。然竟有毒药不能奏效者，则以病者曾用杀虫猛药，剂量太少，蛔虫醉而不死，后遂狡避不食也。故不能猛攻，莫如诱劫，不得已而用甘草粉蜜，使虫贪蜜之甘，而不知铅粉之毒，此亦陈人畏宋万多力，使妇人饮之酒醉，而执之之计也。用甘草者，欲病人不受铅粉之毒也。先母侍婢曾患此，始病吐蛔，一二日后，暴厥若死，治以乌梅丸，入口即吐，予用甘草五钱，先煎去滓，以铅粉二钱，白蜜一两调饮之，半日许，下蛔虫如拇指大者九条，其病乃愈。然时医辄非笑之，夏虫不可语冰，岂其然乎。

蛔厥者，其人当吐蛔。今病者静而复时烦，此为藏寒。蛔上入膈，故烦。须臾复止，得食而呕，又烦者，蛔闻食臭出，其人当自吐蛔。蛔厥者，乌梅丸主之。

乌梅丸方

乌梅三百个　细辛六两　干姜十两　黄连一斤　当归、川椒各四两　附子、桂枝、人参、黄柏各六两

上十味，异捣筛，合治之，以苦酒渍乌梅，一宿去核，蒸之五升米上，饭熟，捣成泥，和药令相得，内臼中，与蜜杵二千下，丸如梧子大，先食饮服十丸，日三服，稍增至二十丸，禁生冷滑臭等食。

蛔厥非手足逆冷，乃心下暴痛，病者目珠上出，瞑然若死之谓，间亦有痛极而手足冷者，要其立名之义，正不在此也。按此证丸药不效，不妨改丸为汤。曾记无锡强福全未病肠痈时，先病腹痛，痛无定时，忽作忽止，知为虫，已服丸半斤矣，痛如故，后即改丸为汤，二剂而差。说解详《伤寒论》，兹不赘。

妇人妊娠病脉证治第二十

师曰："妇人得平脉，阴脉小弱，其人渴，不能食，无寒热，名妊娠，桂枝汤主之。于法六十日当有此证。设有医治逆者，却一月加吐下，则绝之。"

妊娠之脉，关后有余，尺跳动，右甚为女，左甚为男，此历试不爽者也。今师云："妇人得平脉，阴脉小弱。"何乃适得其反？盖妊娠停经之初，本无他病，故脉如平人。血凝子宫，胎气尚微，故阴脉小弱，非如四五月后，胎气壮盛之比。月事既停，统血之脾藏顿滞，脾精之上输者少，故渴。脾阳失运，消谷之力微，故不能食。更有湿痰停阻胸中时欲呕者，俗称恶阻。仲师不言者，盖已统于不能食中，非脱漏也。凡见此证，脉平而表无寒热，即可断为妊娠。主以桂枝汤者，所以助脾阳而疏胸中水气也（方解详《伤寒发微·太阳篇》）。所以六十日方见此证者，为始停经时，中气尚疏，上中二焦未有所觉也。此证不当治渴及呕，治之为逆。设治渴而误用清燥滋阴之品，胃中必寒。设治不能食而误投下药，脾湿又将下陷。治不得法，后一月必加吐下，中气败也。绝其药，并斥其医，庶几勿药有喜乎。

妇人宿有癥病，经水断，未及三月，而得漏下不止，胎动在脐上者，此为癥痼害。妊娠六月动者，前三月经水利时，胎也。下血者后断三月，衃也。所以不止者，其癥不去故也，当下其癥，桂枝茯苓丸主之。

桂枝茯苓丸方

桂枝、茯苓、丹皮、桃仁（去皮尖，熬）、芍药各等份

上五味，末之炼蜜丸如兔屎大，每日食前服一丸，不知，加至三丸。

欲安良民，必除盗贼，欲养良苗，必除莨稗，此尽人之所知也。然则欲孕妇之安胎，不去其宿疾可乎！设宿癥不去，或经断未及三月，即有漏下之变。所以然者，养胎之血，不能凝聚子宫，反为宿癥所阻，从旁溢出，胎失所养，则动在脐上。其实胎元无损，癥痼害之也。然亦有三月后而胎动下血者，其证亦为癥。仲师言六月动者，赅四月至六月言之耳。前三月经水通调，忽然中止，当可决其为胎。若经断三月之后，忽然下血，其为瘀血横梗，不能融洽何疑。新血与瘀血不和，因有渗漏之隙，不下其症，胎必因失养而不安。仲师设立桂枝茯苓丸，以缓而下之。盖症之所由成，起于寒湿，故用桂枝以通阳，茯苓以泄湿，丹皮、桃仁、赤芍则攻瘀而疏达之。固未可以虚寒漏下之治治也。间亦有寒湿固痕之证，阻隔腹中，不下血而胎元不足者。曾记丁卯新秋，无锡华宗海之母，经停十月，而腹不甚大，始由丁医用疏气行血药，即不觉胀满，饮食如常人。经西医考验，则谓腹中有胎，为腐败之物压住，不得长大，欲攻而去之，势必伤胎。宗海邀予赴锡诊之，脉涩不滑，不类妊娠。当晚与丁医商进桃核承气汤，晨起下白物如胶痰，更进抵当汤，下白物更多，胀满悉除，而腹忽大，月余生一女，母子俱安。孙子云："置之死地而后生。"宣其然乎。

妇人怀妊六七月，脉弦，发热，其胎愈胀，腹痛恶寒，少腹如扇（平声）。所以然者，子藏开故也。当以附子汤温其藏。

附子汤方　见《伤寒》。

怀妊六七月，胎已长成，血凝于下，热度不高。太阳寒水，化气者少，脾藏乃气虚生湿，寒湿内壅，故胎胀。流入足太阴部分，故腹痛。脾阳不能外达，故发热而恶寒。弦脉为寒，水湿凝固，此《伤寒》、《金匮》之通例，以为肝病者，谬也。间有肝邪乘脾脉弦腹痛者，要由脾虚湿胜，肝胆郁陷之气，暴乘其虚，故先用小建中汤以实脾。凡脉见弦急，俱为水胜血寒，胎气张于内，少腹膨急而子藏开，风寒袭之，故少腹如扇。如扇云者，谓逐阵冷

气相逼也。附子汤方用附子以温肾，肾下水道接膀胱，故温肾而少腹自暖。茯苓、白术、人参以泄水而扶脾，湿邪去则寒热止而胎胀平。芍药能调阴络阻滞，故治腹痛。《伤寒论》所谓"腹痛加芍药"也。

师曰："妇人有漏下者，有半产后因续下血不绝者，有妊娠下血者。假令妊娠腹中痛，为胞阻，胶艾汤主之。"

胶艾汤方

干地黄六两　川芎、阿胶、甘草各二两　艾叶、当归各三两　芍药四两

上七味，以水五升，清酒三升，合煎，取三升，去滓，内胶，令消尽，温服三升，日三服，不差更作。

妇人妊娠，有宿症不去，致经血妄行者。前既出桂枝茯苓丸方治矣，但经血妄行，不能一致，有下少数之血，相续不绝者；有因半产气虚不能摄血，续下不止者；有冲激大下者。设妊娠见此证，但腹中痛脐上不见跳动者，即为内无宿症。宿症利用攻，无症则利用补。胞中之血不得上行冲任二脉，阻塞下陷，故名"胞阻"。胶艾汤方，地黄、阿胶以养血，川芎、艾叶以升陷而温寒，炙草以扶统血之脾，归芍以行瘀而止痛，而下血腹痛愈矣。尝记丁巳年治潘姓漏下证，用仲师方治，改两为钱，服后腹中胀甚，二日而漏下止，二十日后生一男，今十七岁矣。

妇人怀孕，腹中疞痛，当归芍药散主之。

当归芍药散方

当归、川芎各三两　芍药一觔　茯苓、白术各四两　泽泻半觔

上六味，杵为散，取方寸匕，酒和日二服。

妇人怀孕，全恃养胎之血。因怀孕之故，周身气血环转较迟，水湿不能随之运化，乃停阻下焦而延及腹部，此即腹中疞痛所由来。方用芎、归、芍以和血，并用茯苓、泽泻、白术以泄水而去湿，但令水湿去而血分调，疞痛自止。盖治病必伏其所主，宿食腹痛，则治以承气，得下即痛止。寒利腹痛，则治以四逆、理中，寒去则痛止。肝乘脾腹痛，则治以小建中，脾安则痛止。蛔虫腹痛，则治以乌梅丸，虫下则痛止。皆不泛用止痛之药。当归芍药散之

治孕妇疗痛，亦犹是耳。自世多不识病原之医士，乃有通治之套方，而古法寖荒矣。

妊娠，呕吐不止，干姜人参半夏丸主之。

干姜人参半夏丸方

干姜、人参各一两　半夏二两

上三味，末之，以生姜汁糊为丸，梧子大，饮服十丸，日三服。

妊娠之妇，经血下停，上膈当然湿阻，故六十日后，当见干呕不能食之证。惟湿困脾阳，不妨竟用桂枝汤，但得脾阳略振，胃气自和。若夫湿积成水，停蓄心下，渗入于胃，胃中虚寒，遂有呕吐不止之变，法当去水温中。仲师因立干姜人参半夏丸方，但令心下之水，与胃中之寒并去，呕吐自定。但半夏一味，决宜生用，并不可浸去麻性，以半数之干姜搀杂，又加姜汁为丸，入口必然不麻，此则弃精华而用渣滓，以之泄水，恐无济也。

妊娠，小便难，当归贝母苦参丸主之。

当归贝母苦参丸方

当归、贝母、苦参各四两

上三味，末之，炼蜜丸，如小豆大，饮服三丸，加至十丸。

小便难而上焦无热，则下焦水道不利，不由浮阳吸引可知。饮食如故，则心下又无水气。尝见妇人淋带多者，湿痰必少，一见湿痰上泛，淋带即少，则此证要由血虚生热，湿痰下注成淋，阻塞水道所致。贝母本去痰之品，亦主淋沥，此即湿痰与淋带随发异名之确证。方用当归贝母苦参丸，当归补血，苦参泄热，此为妊娠大法，而主要则全在贝母一味，为其去淋沥之瘀塞而小便始通也。所以用丸不用汤者，则以湿浊黏滞，非一过之水所能排决也。

妊娠，有水气，身重，小便不利，洒淅恶寒，起即头眩，葵子茯苓散主之。

葵子茯苓散方

葵子（一升）　茯苓（三两）

上二味，杵为散，饮服方寸匕，日二服，小便利则愈。

妊娠之妇，血凝气弱，入胃水饮运化较难，故有水气留积心下，上泛而呕吐者，亦有阻于膀胱，淋沥不清而小便难者。若夫水不化气，湿留肌肉，则病身重。三焦气阻，则小便不利。由肌及表，阳气不通，则洒淅恶寒。水气上乘，不凌心而犯头目，则心下不悸而起即头眩。葵子茯苓散专以滑窍利水为主，其病当愈。葵子滑胎而不忌者，所谓有故无殒亦无殒也。

妇人妊娠，宜常服当归散。

当归散方

当归、黄芩、芍药、川芎各一觔　白术半觔

上五味，杵为散，酒服方寸匕，日再服，妊娠常服即易产，胎无所苦，产后百病悉主之。

妊娠之妇，血凝而气聚。血凝则易生热，气聚则易生湿，湿热相抟，则病腹痛。当归散所以为常服之品也。归、芍、川芎以和血，黄芩以清热，白术以燥湿，但令湿热清而血脉和，其胎即安。后世医家有胎前宜凉之说，由此方用黄芩始也。

妊娠、养胎，白术散主之。

白术散方

白术、川芎、蜀椒（去汗）、牡蛎各三分

上四味，杵为散，酒服一钱匕，日三服，夜一服。但苦痛加芍药。心下毒痛倍加川芎。心烦吐痛不能食饮，加细辛一两，半夏大者二十枚，服之后，更以醋浆水服之。若呕，以醋浆水服之，复不解者，小麦汁服之。已后渴者，大麦粥服之。病虽愈，服之勿置。

人体有强弱，强者血分多于水分，而热度常高，弱者水分多于血分，而寒湿为胜。观当归散与白术散之异，知"胎前宜凉"之说不可为训也。寒水太胜，则血热被压，下陷而不能升。白术散方，白术以燥湿，牡蛎以泄水，川芎以升陷，蜀椒以散寒，但令寒水下泄，血温上升，其胎即安。况水盛血虚之人，养胎尤为不易，故仲师于当归散后，别无增益之药，独于本方之后，辨证加药，并出善后方治，何其郑重分明乎？此无他，水微而血盛，不过热郁生燥，不似水胜血寒者，必有坠胎之变也。血瘀则腹痛，故加芍药以通络。

水停心下，心藏血郁，故加升陷之川芎。水泛凌心，寒渍入胃，以至心烦吐痛（此痛与悬饮内痛同），不能食饮，故加细辛、半夏，以去水而蠲饮。服以醋浆者，所以平胆胃而止呕也。不解，以小麦汁服之者，以小麦养心除烦，兼能利水故也。若夫病已而渴，常服大麦粥者，以病原起于血虚，胃为生血之原，和胃降逆，俾能食饮，正所以补虚也。

妇人伤胎，怀身腹满，不得小便，从腰以下重，如有水状。怀身七月，太阴当养不养，此心气实，当刺泻劳宫及关元，小便微利则愈。

此承上养胎，旁及失养之证也。盖胎得养则安，失养则伤。但胎气营养不惟外借药力，抑更视其本体。初受胎二月，肝液养之，胎气安静。三四月胆火养之，胎至是而始动。五六月脾精养之，脾藏多湿，腹至是而始大。七八月肺阴养之，肺主气，故气充而液下济。九十月肾阴养之，肾主水，故腹以多水而益大。设令肺阴养胎之期，为湿邪凝阻不能下济，湿之所聚，太阴气化不宣，因病腹满。气闭于上，水吸于下，故不得小便。第观其腰以下重，如有水气状，便可知病在下焦矣。水气篇云："肿在腰以下，当利小便。"非其明证欤！但膈上气疏，利用从治，膈上气闭，便当曲治。所以然者，不宣上气，无论五苓散、猪苓汤，百无一效，正恐愈利而愈塞也。湿停于中，心气不得下交，则郁而上逆。心气实者，非心气自实，以有所阻隔而然也。脉中营气不动，脉外之卫气不得独行，心气闭于上，则肾气窒于下，故泻掌心之劳宫，脐下之关元，上下两泄，令小便微利即愈。譬之今人开煤油铁箱，上下各开一钉眼，以器下承之，油自从钉眼出。若但有下眼，便涓滴不出矣。

【附】难产方法。

妇人临产，有先下水一日而小儿不下者。有气血两虚，小儿欲出不出者。长女昭华制方，活人甚多。壬申冬十一月，长子湘人之室，亦以下水一日用之。附录之以告存心济世者。盖一举而救人二命也。方用生潞党二两、当归三两、牛膝四两，上三味，浓煎顿服食顷即产。盖取其气血两补，并利用牛膝之坠胎也。气分充满者，去党参加牛膝一两。

妇人产后病脉证治第二十一

问曰："新产妇人有三病，一者病痉，二者病郁冒，三者大便难，何谓也？"师曰："新产血虚多汗出，喜中风，故令病痉。亡血复汗，寒多，故令郁冒。亡津液胃燥，故大便难。"

妇人怀孕，周身血及水液，尽资养胎之用。至于临产，养胎之血及水液，载胎以出，譬之顺水行舟，水随舟下。产后血液虚耗，正不待言。阴亡于内，则阳张于外，阴耗阳张，故令肠胃内燥。肌腠外疏，营魄弱而汗液泄，风乘其虚，始则中风。风燥伤筋，因转为痉，此即栝楼桂枝汤证也。脾为统血之藏，血虚则脾精不行，肠胃燥而大便难。此即脾约，麻仁丸证也。血分与阳气合则温，与阳气离则寒。西医谓血中无气者，妄也。但内含而不外散耳（血中无气安有热度）。产后亡血而阳浮于上，阳浮则表虚而汗出，阴寒袭虚，内藏微阳益不能支，因致郁而上冒，若暴厥状，此桂枝去芍药加龙骨牡蛎汤证也。以上三证，并为亡阳伤津，要其为大便之难则一。设不大便无所苦，不妨徐俟津液之复，大便自通，虽不治亦可也。

产后郁冒，其脉微弱，呕不能食，大便反坚，但头汗出。所以然者，血虚而厥，厥而必冒，冒家欲解，必大汗出，以血虚下厥，孤阳上出，故头汗出。所以产妇喜汗出者，亡阴血虚，阳气独盛，故当汗出，阴阳乃复。大便坚，呕不能食，小柴胡汤主之。

此申上节郁冒大便难而发明其病理，非谓小柴胡汤，可通治郁冒大便难也。仲师所以不出方治者，正以证有轻重，剂量可随时增减也。至不明病理而妄治之，则殆矣。证情由于血虚，自当以养血为主，是故产后血虚，不惟桂枝去芍药加龙骨牡蛎为治标之法，而初非正治，即仲师小柴胡汤，亦为"大便坚，呕不能食"而设，亦非通治郁冒。郁冒之脉所以微弱者，亦由血虚。血虚则肝阴亏而胆液生燥，少阳之气上逆，则呕不能食。呕则胃燥，津液不能下溉大肠而大便坚。故治此者，但需小柴胡汤以平胆胃之逆，使膈上津液足以下润大肠，诸恙可愈。若夫虚阳上浮，则但头汗出。阴虚阳越，则卫不与营和，但令助营气之弱，使与卫气相接，其病自愈。曰："冒家欲解，必大汗出乃愈"者，此即"藏无他病，先其时发汗则愈，宜桂枝汤"之例也。如营气过弱，异于血实不行，即当去芍药。阳气上盛，吸水不降，即当加龙骨、牡蛎，可以片言决也。陈修园乃谓小柴胡汤通治郁冒及便难，有是理乎。予尝治湖南曹姓妇产后冒风恶寒泄泻之证，经前医两进小柴胡汤，泄泻虽止，而壮热头晕，多汗而喘，一身尽疼，恶露不行。予谓产后百脉空虚，风寒易入，此即恶寒泄泻所由来，此时不用温中补虚，反用解外之小柴胡汤张发其阳气，因有发热头晕之变。瘀血为阳气吸引，不得下行，故身痛。阳气郁冒于上，故多汗而喘。予即认定虚寒，用潞参三钱、炙黄芪三钱、熟地黄二两、归身五钱、附子三钱、麦冬四钱，外加姜、枣，一剂而浮阳减，继以胶艾汤，而恶露通。夫小柴胡汤能致郁冒，岂有本郁冒而反用小柴胡汤之理？足见仲师此方，专为大便坚呕不能食而设。盖以止少阳之呕逆，留胃液而润肠燥，并欲下行之腑气，不为浮阳吸引也。仲师恐人误认为郁冒方治，故于节末另提"大便坚，呕不能食"两层。二者之中，又以呕不能食为主。然非好学深思，心知其意，固未易为浅见寡闻道也。

　　病解能食，七八日更发热者，此为胃实，宜大承气汤主之。

　　病解能食，则胆胃气平而呕吐止，胃中津液，得以下润大肠矣（小柴胡汤重用黄芩，令人大便泄，屡验）。乃至七八日更发热者，此必非阴虚生热可知也。但按其脉而滑大，便当乘胃气之强，用大承气汤以攻之，所谓曲突徙薪也。独怪近世医家，遇虚羸之体，虽大实之证，不敢竟用攻剂，不知胃实不去，热势日增及其危笃而始议攻下，有惜其见几不早耳。

　　产后腹中疙痛，当归生姜羊肉汤主之，并治腹中寒疝，虚劳不

足。（疞音绞，急也。陈修园以为缓痛，殊谬误）

产后下血过多，其人水分不足，则因虚生燥而大便难。水分过多，则因虚生寒而腹中疞痛。当归生姜羊肉汤，当归以补血，生姜以散寒，羊肉以补虚，而疞痛可止。惟治腹中寒疝虚劳不足，宜于本方中加生附子一枚，非惟去病，兼能令人有子，予于赵振声妻张氏亲验之。盖前此所以不孕者，以其有痛淋也（每痛必下白物一滴），服此方而痛淋止矣。

产后腹痛，烦满不得卧，枳实芍药散主之。

枳实芍药散方

枳实（烧，令黑勿太过）、芍药各等份

上二味，杵为散，服方寸匕，日三服，并主痈脓，大麦粥下之。

产后腹痛有三，一为虚寒之痛，上节所谓疞痛是也。一为蓄血之痛，后节枳实芍药散治之有愈者是也。一为胃实，血不流行之证，即此烦满不得卧者是也。血少而不能交会于心则烦。胃气顿滞则满。胃不和则胀懑而不得卧。方用芍药以通血分之瘀，枳实以导胃实之滞，并用大麦粥以调养肝脾，但使血分通调，中气疏畅，烦满自止。烦满止，然后营卫调适，卧寐坦然矣。

师曰："产妇腹痛，法当以枳实芍药散。假令不愈者，此为腹中有瘀血着脐下，宜下瘀血汤主之，亦主经水不利。"

下瘀血汤方

大黄一两　桃仁三十个　䗪虫二十枚（去足熬，按此即土鳖虫）

上三味，末之，炼蜜和为四丸，以酒一升煮丸，取八合顿服之，新血下如豚肝。

前证为血少不能流通，兼胃浊失降之故，故其腹痛，虽与虚寒有别，要犹未为实证也。惟用前方不效者，乃可决为产后瘀血，而利用急攻。胞中之血由冲任吸引而上者，以脐下为冲要，故血瘀必着脐下。按下瘀血汤方治，大黄、桃仁与抵当同，惟用䗪虫而不用虻虫、水蛭，则与抵当异，此二方所以不同者，要不可以不辨也。产后血去既多，不同经闭之证，故不用吮血之虫类，恐兼伤及新血也。䗪虫生于尘秽之中，善于攻窜，而又不伤新血，故于产后为宜，虽亦主经水不利，气体虚赢者或宜之，要未可去坚癖之干血也。

产后七八日，无太阳证，少腹坚痛，此恶露不尽，热在里，结在膀胱也（二句旧讹为节末，今校正）。不大便，烦躁发热，切脉微实，日晡时更倍烦躁发热（此句旧讹在日晡句上，无理，今校正），不食，食则谵语，至夜即愈，宜大承气汤主之。

产后七八日，无太阳证，则不病痉及郁冒可知。若少腹坚痛，则为产后恶露不尽。外虽无热，正以热结在里而血瘀胞中，此节盖借热入血室，引起阳明实证，故"热在里"二语，当在"恶露不尽"下，今在节末，则传写之误也。设证情为热入血室，则营气夜行于阳，当得夜分谵语。设但见不大便烦躁发热，犹难断为阳明实证，惟切其脉滑大而实，乃可断为胃家实，加以日晡所太阴湿土当王，阳气衰而地中水气上行，此时不能稍抑其阳气，反见心中烦乱而手足无所措，热势倍于日中，即可断为阳明亢热，且不食则已，食即谵语，至夜中阴盛之时，谵语反止，其不为热入血室而为阳明实证明矣。仲师言"宜大承气汤"者，恐人误认为桃核承气证也。曾记戊辰年高长顺女病此二十余日，已更数医矣，其证能食，日晡所必发壮热，脉大而实。予用生大黄四钱、厚朴二钱、枳实四钱、芒硝三钱，一剂热除，即系此证。愚按"更倍发热"四字，当在"日晡时烦躁"下，《伤寒论》以日晡所发热属阳明，可为明证，反在"日晡"句上，亦误，特订正之。

产后风，续续数十日不解，头微疼，恶寒，时时有热，心下闷，干呕，汗出，虽久，阳旦证续在者，可与阳旦汤。

阳旦汤方

桂枝三两（去皮）　芍药三两　甘草二两（炙）　生姜三两（切）　大枣十二枚（劈）　附子一枚　牡桂四两

产后之证，肌表空虚，中风较易。续续云者，以其虚而易受，故时乘而续受也。续而复续，因致数十日不解。头微痛，恶寒，时时有热，此皆太阳中风桂枝汤的证。太阳中风，肌腠闭而皮毛开，故汗出。湿痹肌肉，内困脾阳，故心下闷。《伤寒论》所谓"系在太阴"也。湿在心下，胃不能受，则为干呕。皮毛之浮汗，但泄水气，而肌理之营气不行，故虽至数十日，阳旦证依然不减，仍当用桂枝加桂并加炮附子一枚之阳旦汤，以助里阳而发肌理之汗，其病方愈。所以加牡桂、附子者，桂枝汤治其本病，病久而里阳虚，非加桂附以助之，肌理之汗不出也。

产后中风发热，面正赤，喘而头痛，竹叶汤主之。

竹叶汤方

竹叶一把　葛根三两　防风、桔梗、桂枝、人参、甘草各一两　附子一枚（炮）　生姜五两　大枣十五枚

上十味，以水一斗，煮取二升半，分温三服，覆使汗出。颈项强，用大附子一枚，破之如豆大，前药扬去沫。呕者加半夏半升洗。

产后中风发热，起于血去过多而营气虚寒。风本阳邪，易于发热，不似寒邪外薄，皮毛之内，水气生寒，必待营热内抗，然后发热也。但发热而面色赤，则阳郁于上，与恶寒时时有热者异。喘而头痛，则与头微疼者亦异。夫面正赤，为胃热上熏，痰饮篇可证也。然产后体虚，岂宜于胃家未实，加大黄以利之，此一难也。中风表证未罢，固不应急攻其里，但在表之浮阳，吸阳明浮热上升，于清热一层，岂宜置之不论，而本体又甚虚寒，此二难也。惟喘而头痛，究为风热相抟。竹叶汤方治，竹叶、葛根以清胃热，防风、桔梗以散风而定喘，余则仍从阳旦汤意，去芍药而加人参。所以去芍药加人参者，则以阴虚不任苦泄而急于营养之故。"伤寒少阴下利，真武汤去芍药"，"吐下后液亏，桂枝白虎二汤加人参"，此其例也。予早年闻北京产妇，三日后即服吉林参汤，一月后，产妇气体如未产时，此其明证。又按本方清太阳阳明风热，温脾藏之虚寒，与桂枝加葛根汤、栝楼桂枝汤用意略同，不使阳邪内陷经输，发为柔痉，倘亦上工治未病之旨乎？

妇人乳中虚，烦乱呕逆，安中益气，竹皮大丸主之。

竹皮大丸方

生竹茹、石膏各二分　桂枝、白薇各一分　甘草七分

上五味，末之，枣肉和丸，弹子大，饮服一丸，日三夜二服。有热倍白薇，烦喘者，加枳实一分。

妇人乳汁，为精血所化，常见乳子之妇，终年月事不行，可为明证。乳中虚者，或产妇体本虚羸，纳谷减少，或因小儿吮乳过多，乳少不能为继，于是营阴不足，心中烦乱，胃纳既少，生血之原，本自不足，加以无餍之吸

吮，引动胆胃之火，发为呕逆。仲师出竹皮大丸方治，竹茹、石膏以清胆胃之逆，三倍甘草以和中气，减半桂枝、白薇以略扶中阳而清里热，更用枣和丸，以扶脾而建中，但令胃热除而谷食增，则生血之原既富，胆胃之上逆自平矣。

产后下利虚极，白头翁加甘草阿胶汤主之。

白头翁加甘草阿胶汤方

白头翁、甘草、阿胶各二两　　秦皮、黄连、柏皮各三两

上六味，以水七升，煮取二升半，内胶令消尽，分温三服。

产后下利，寒热不同，今但云："下利虚极，白头翁加甘草阿胶汤主之。"此仲师之失辞，不可为训者也。夫热利下重，则为白头翁汤证，加甘草以补中，阿胶以养血，亦第为热利虚极而设。夫产后血瘀不行，腐败而下利为热，血去过多，因虚受凉而下利为寒。予尝于丙午六月治梁姓妇人，因产后纳凉，下利腹痛，予用附、桂、炮姜，略加白头翁、秦皮，一剂而利止，所以用白头翁、秦皮者，以新产不无血热也。所以去黄连、柏皮者，以暴受新凉，不胜苦寒也。若必执成方以治病，与乡愚用单方，何以异哉？

妇人杂病脉证治第二十二

妇人中风，七八日，续来寒热，发作有时，经水适断者，此为热入血室，其血必结，故使如疟状，发作有时，小柴胡汤主之。

妇人中风，延至七八日，适当经水初断，热除身凉，既而续发寒热，发作有时，不似病中风时昼夜无间，虽在中工，亦当知其非桂枝汤证。究其所以然，则以经水初断，标阳乘虚而陷血室，因是血结胞中，乘营气夜行于阳，发为寒热，且即明了，一如疟之休作有时。但热邪甫陷，胞中定无干血，故但需小柴胡汤，使标阳之陷而入者，升发而出之，其病当愈，更不须桃核承气也。此虚实之辨也。

妇人伤寒，发热，经水适来，昼日明了，暮则谵语，如见鬼状者，此为热入血室。治之，无犯胃气及上二焦，必自愈。

伤寒始病，有已发热、未发热之别。妇人当伤寒发热之期，经水适来，则胞中之血未虚。发热则周身血分热度高，以至高之血热，合始行之经，血热乃并入血室。卫气昼行于阳，水分无热，故明了。营气夜行于阳，血分有热，故暮即谵语，如见鬼状（俗称热昏）。此证血热在下，但需攻瘀，其病当已，所谓"血自结，下之愈"也。断不可因谵语而妄用承气汤伤及胃气，亦不可发太阳之汗，损上中二焦水液，致血热益无控制，桃核承气汤、抵当汤丸、下瘀血汤，皆足以治之。陈修园乃以为无方之治深于治，盖未识仲师之旨也。

妇人中风，发热，恶寒，经水适来。得之七八日，热除，脉迟身凉和，胸胁满如结胸状，谵语者，此为热入血室也。当刺期门，随其实而取之。

中风当翕翕发热之候，仍不免啬啬恶寒，此时病气全在肌表。在妇人虽经水适来，决无里证，乃得病七八日，脉迟身凉，则肌表邪热已解，似可无余病矣，乃一变为胸胁下满，如结胸状。设为太阳标热并水气结于胸胁，要惟有硬满而痛，不当谵语，谵语为阳明实证所常有，但此谵语，当如上节之发于暮夜，不在旦昼，以七八日经水适来推之，便可知标阳内陷血室。所以然者，经后血室空虚，邪热易为入也。热陷在经后，必无干血为患，故但刺乳旁一寸之期门，以泻肝胆之热，诸恙自平。盖胸胁主上中二焦，肾下至膀胱属下焦，并为少阳部分。热郁胸胁，则犹未及下焦，随少阳之热结于上中二焦者，先刺期门以泻之，不使下陷胞中，久成干血，所谓曲突徙薪也。

阳明病，下血谵语者，此为热入血室。但头汗出，当刺期门，随其实而泻之，濈然汗出者愈。

阳明为病，往往血热炽盛，迫水液而外泄。血热炽而肠燥，故谵语。水液涸于自汗，故阙上痛。斯二证，虽不下血，亦在所必有。若妇人病此，但头汗出，而一身无汗，似不当见谵语，则谵语固不由肠燥也（非大承气证）。太阳阳热，随三焦而陷胞中，则为蓄血，蓄血者不下血，今乃热血妄行，则此证又不同血结也（非抵当证）。盖水液不外泄，与热并居，若沸汤然，随三焦而下陷胸中，血海之血乃被灼而横溢，故惟泻期门以泄肝胆之郁，使血分之热得以外达表分，俾皮毛水分，受血热而蒸化成汗，则热退而病解矣。

妇人咽中如有炙脔，半夏厚朴汤主之。

半夏厚朴汤方

半夏一升　厚朴三两　茯苓四两　生姜五两　苏叶二两

上五味，以水一斗，煮取四升，分温四服，日三夜一服。

湿痰阻滞，咽中气机不利，如有物梗塞，吐之不出，咽之不下，仲师于无可形容中，名之曰"如有炙脔"，即俗所称梅核气也。方用姜、夏以去痰，厚朴以宽胸膈，苏叶以开肺，茯苓以泄湿，务令上膈气宽，湿浊下降，则咽中出纳无阻矣。此方癸酉二月，于四明刘姓男子亲试之，良验，惟不用人造之茯苓，改用有碱性泄黏痰之桔梗，为小异耳。又按近世效方，有用半青半黄梅子，以食盐腌一昼夜，取出晒干，再腌再晒，以盐水干为度。每用青铜钱二枚夹二梅子，麻扎入磁瓶封固，埋地下百日取出，每用梅子一枚含口中，半刻，咽中梗塞即消，当附存之（曾记早年居乡时，见城隍庙道士宋左丞治咽喉痛胀闭塞，用青梅破开去核，中包明矾，烧灰研末，和皂角末少许吹入，吐出痰涎无算，咽喉即通，足见酸味之青梅，当别具挥发性，不当如旧说之收敛矣）。

妇人脏躁，悲伤欲哭，象如神灵所作，数欠喜伸，甘麦大枣汤主之。

甘麦大枣汤方

甘草三两　　小麦一升　　大枣十枚

上三味，以水六升，煮取三升，分温三服，亦补脾气。

师但言妇人脏躁而不言何藏，然病情方治可知也。肺主悲，亦主哭，悲伤欲哭，病当在肺。凡人倦则欠伸，精神强固则否，所以数欠伸者，脾阳不振而中气怠也。凡人饮食入胃，由脾气散津，上输于肺，脾精不能运输，则肺脏躁。肺阴虚，则主气之藏窒塞，故悲伤欲哭。方后别出"亦补脾气"四字，可知病机专属肺藏矣。方用甘麦、大枣，专取甘味之药，俾脾精上输于肺，肺阴既充，则下足以贯注百脉，外足以输精皮毛，内外调达，气机舒畅，略无抑郁不和之气，悲伤欲哭之证，乃可不作。曰："如有神灵者。"甚言不能自主也。

妇人吐涎沫，医反下之，心下即痞，当先治其吐涎沫，小青龙汤主之。涎沫止，乃治痞，泻心汤主之。

膈间有寒饮，乃吐涎沫，此宜温药和之者也。乃不用温药而反下之，上膈水痰，断不能一下而尽，加以卫气不行，水气郁于皮毛之里，一经误下，在表水液乘虚入里，乃留积心下而成痞，故治此者，当用小青龙汤。俾饮邪从汗解，然后用大黄黄连泻心汤以泻心下之痞，否则饮邪方盘据阳位，急于攻痞，正恐反被吸引，不得下达。盖先解表而后攻里，此固《伤寒》、《金匮》之通例也。

　　妇人之病，因虚积冷结气，为诸经水断绝，至有历年，血寒积结胞门。寒伤经络，凝坚在上，呕吐涎唾，久成肺痿（旧讹作痈，今校正）。形体损分，在中盘结，绕脐寒疝，或两胁疼痛，与藏相连，或结热中，痛在关元，脉数无疮，肌若鱼鳞，时着男子，非止女身，在下来多（来旧讹作未，今校正）。经候不匀，令阴掣痛，少腹恶寒，或引腰脊，下根气街，气冲急痛，膝胫疼烦，奄忽眩冒，状如厥颠（旧讹巅，今校正），或有忧惨，悲伤多嗔，此皆带下，非有鬼神，久则羸瘦，脉虚多寒。三十六病，千变万端，审脉阴阳，虚实紧弦，行其针药，治危得安，其虽同病，脉各异源，子当辨记，勿谓不然。

　　此统述妇人经水之病也。人之一身，水分与血分平均，乃无有余不足之弊。若血分不足，水分不受血热蒸化，则寒凝气结而月事不行。血凝气结则痛，不及此时用附子汤以温之，至有历年寒伤胞门，症瘕凝痼而坚癖，虽用抵当汤合桂枝茯苓丸下之，犹恐其无济也。大抵水寒血郁之证，久必生热，若冻瘃然，始则寒凝而痛，久乃热郁而溃，故有寒在上焦者，始则呕吐涎唾，久郁则成肺痿。肺痿肺痈篇云："肺痿或从呕吐，亡其津液"，与此呕吐涎唾久成肺痿正同。盖液伤而燥，病在外，不比血热壅阻，病在肺藏之里。外燥为痿，里实为痈，故肺痈但有辟辟燥咳，必无呕吐，此云痈者，误也。《内经》云："肺热叶焦，乃生痿躄。"上痿下躄，故曰形体损分。或寒湿据于中部，由胃入肠，绕脐而痛，是名寒疝，此证脉必弦紧。寒在外则恶寒，在里则不欲食，发即白津出，手足厥冷，此大乌头煎证也。其痛连两胁，牵掣肾藏，甚则痛及少腹，此血虚水寒之当归羊肉汤证也。所谓热结于中者，亦缘水寒血凝，积久生热所致。始则痛，痛久则腐烂，瘀血生热，则脉数，外无疮疡，而血瘀在里，血不行于肌表，故肌若鱼鳞，此虚劳，大黄䗪虫丸证也。此证下后血必纯黑，下之不早，必至虚极而死。癸酉正月，予于四明陈姓少年见之，其证肌肤甲错，腹部外皮焦黑，按之刺手，渴饮，彻夜不寐，大便累日不行。予因其内有干血也，用百合地黄合桃核承气轻剂，当晚下黑血无算。下后觉恶寒甚，天明肢厥脉伏，病家大惊，乃就近延四明某医士，投以炮姜、附子，脉出身和，后予以附子理中继之，已得安睡，并能食，病家以为无患矣，后闻于六七日后，病者一寐不醒。盖干血虽去，而正气不支矣。然后叹"时着男子，非止女身"之说，信而有征也。在下未多，于义未通，当系"来"字之误。温经汤方后月水来过多，当即此证，否则上既有血结胞门一证，此更别出经候不匀一证，岂得谓之未多耶。盖在下来多，即下经候不匀之说，或一月一中，经来二次，或月信过多，间月再来，或经行多日，以致前后参差不一，皆得以来多名之。厥阴之络，入于阴中，血亏而络燥，故令阴掣痛。血海在少腹左右，血海不温，故少腹恶寒。腰为水脏，后通督脉，水湿壅滞，阳气不通，则本藏及背脊酸疼。气街为足阳明动脉，在腿腹之交，亦名气冲，此脉由髀关抵伏兔，下膝膑，循胫外廉，下至足跗。寒湿上阻，阳气被压，故气冲急痛。膝胫疼烦，此脉水藏不足，则燥而掣痛，为阳明之大承气证。水湿太过，阳气内陷，乃见此证。肾藏寒水一日不泄，阳气一日不通，桂枝芍药知母汤、麻黄附子细辛汤，俱可参酌用之。血虚之人，往往猝然眩晕，颠仆道左，状如厥颠者，谓如暴厥而颠仆也。此证西医谓之脑贫血，治此者宜大补气血。近代所传防眩汤，大有成效。此证气血两虚，气虚则多悲，血虚则善怒，忽然颠仆，忽然悲哭，忽然嗔怒，状若神灵所作，其实非有鬼神，昔人谓之带下病（凡血虚阴亏症瘕蓄血之类皆是，不专指淋涩）。始病不觉，久乃羸瘦，此证多由血虚生寒，故但曰"脉虚多寒"，而无脉实多热之证。妇人有十二瘕九痛七害五伤三因，共三十六病，变端百出，皆当决之于脉。脉左为阴，属精与血，右为阳，属气与水。或水盛而血寒，或液枯而血燥，而论脉终以紧弦者，紧则以始病气结于外，在内之血热，犹足与之相抗。至于沉弦，则水寒而血热消沮矣。治此者或针泻期门，或针引阳气。血结者气实，药以泻之。水寒者阳虚，药以温之。所以针药异用者，谓验其脉而知病源不同也。此节或仲师自述师承，或门人述仲师之训，与全书文体不类，或亦因论列妇人杂病而附存之欤。

问曰："妇人年五十所，病下利，数十日不止，暮即发热，少腹里急，腹满，手掌烦热，唇口干燥，何也？"师曰："此病属带下。何以故？曾经半产，瘀血在少腹不去。何以知之？其证唇口干燥，故知之。当以温经汤主之。"

温经汤方

吴茱萸三两　当归、川芎、芍药、人参、桂枝、阿胶、丹皮、生姜、甘草各二两　半夏半升　麦冬一升

上十二味，以水一斗，煮取三升，分温二服，亦主妇人少腹寒，

久不受胎，兼治崩中去血，或月水来过多，及至期不来。

据《内经》女子七七四十九而天癸绝，则妇人年五十所而病下利，数十日不止，似与月事无关。但营气夜行于阳，今病者暮即发热，病在血分可知。加以少腹里急，则瘀当在膀胱血海。腹满为脾湿下陷，手掌烦热，唇口干燥，脾精不得上行之象也。以病源论，当用大黄䗪虫丸，以现状论，当用附子理中丸。然则师何以指为带下证，所用者乃为温经汤，治远因而不据近因，不可不求其故也。盖带下之证，寒湿下注而浮阳上升，下寒故少腹急，上燥故唇口干。盖此妇旧有淋浊，少腹常急，唇口常燥。究其远因，则以曾经半产，少腹留积败血，久而腐化，乃下白物。寒湿从之，历年不愈，津液下渗，故唇口燥。积瘀不尽，故少腹急。此二证，为未经下利时所恒有，今淋涩中止而病下利，知其血寒湿胜，陷入大肠。瘀血业经腐烂，故不用大黄䗪虫丸。病不在中而在下，故不用附子理中汤。用温经汤者，推其原以为治也。方中芎、归、芍、胶、丹皮，以和血而通瘀，桂枝以达郁而通阳，生姜、半夏以去水，麦冬、人参、甘草以滋液而润上燥，吴茱萸疏肝燥脾，温中除湿，故不治利而利可止也。予按此为调经统治之方，凡久不受胎，经来先期后期，或经行腹痛，或见紫黑，或淡如黄浊之水，施治无不愈者。曾记寓华庆坊时，治浦东十余年不孕之妇，服此得子者六七家。江阴街四明范姓妇亦然，此其成效也。

带下，经水不利，少腹满痛，经一月再见者，土瓜根散主之。

土瓜根散方

土瓜根、芍药、桂枝、䗪虫各三分

上四味，杵为散，酒服方寸匕，日三服。

带下经水不利少腹满痛，其为胞中蓄血可知。血瘀则生热，血分有热，故经一月而再见。且行经之期，既以有所阻碍，不得畅遂，余血停顿，遂与后月正期经水，合并充牣，不及期而先事排泄。满者必溢，理固然也。土瓜即王瓜，味苦性寒，能驱热行瘀，黄疸变黑，医所不能治，用根捣汁，平旦温服，午刻黄从小便出，即愈，此可证通瘀泄热之作用。芍药能通凝闭之血络，故疡科方书，常用京赤芍。䗪虫即土鳖虫，生灶下乱柴尘土中，善攻积秽，不穴坚土，故大黄䗪虫丸、下瘀血汤用之。伤科亦用之，取其不伤新血也。用桂枝者，所以调达肝脾，变凝结为疏泄也。此土瓜根散之旨也。

寸口脉弦而大，弦则为减，大则为芤，减则为寒，芤则为虚，寒虚相抟，此名曰革。妇人则半产漏下，男子则亡血失精（原本无末句，当系浅人删去，特补出之，并删旋覆花汤主之及方治）。

此节一见于虚劳，一见于吐衄、下血。二篇皆无方治，多"男子则亡血失精"七字。盖节末但有妇人句，语意正未毕也，不知何时浅人将末句删去，又将肝着方治旋覆花汤阑入，药不对病，此又何足致辨。若钱乙所谓"半产漏下，气已下陷"，焉有用旋覆花下气之理，特为中下人说法耳。妊娠篇不云："妇人漏下及半产后下血不绝，胶艾汤主之"乎。然则无干姜者为胶艾汤，加干姜即为胶姜汤，方治即在后一节，本条特为后一节补出脉象，原本固无方治也。说解详前。

妇人陷经漏下，黑不解，胶姜汤主之。

胶姜汤方　即胶艾汤加干姜，见《千金方》。

此承上节虚寒相抟言之。以虚寒之故，因病漏下。病由出于寒湿下陷，故名陷经。因寒湿下陷而瘀血色黑者日出不已，则法当温化。吾友丁甘仁云："凡吐血、下血见黑色者，皆当用附子理中汤以温运脾阳。服凉药者多死，数十年来不爽。"则陷经黑不解之当用温药，要可类推。胶姜汤方治，虽阙，其必为胶艾汤加干姜无疑也。方解详胶艾汤下，兹不赘。

妇人少腹如敦状，小便微难而不渴。生后者，此为水与血俱结在血室也。大黄甘遂汤主之。（敦，音对，古礼器，体圆而膨其外，旁有两环，俗音如得，有瓦敦、锡敦诸器，形略同古器）

大黄甘遂汤方

大黄四两　甘遂、阿胶各二两

上三味，以水三升，煮取一升，顿服，其血当下。

少腹满如敦状，谓如敦之膨其外也。少腹为血室所寄，膨在少腹，则胞中有蓄血可知，设令小便自利，直抵当汤证耳。乃小便微难而不渴，水液略无亏损，此即为产后水与血俱结胞门之确证（未产时水与血俱供养胎，产后排泄未尽，乃见此证），而为平人之所无。盖养胎之血及水，混合不别，临产则送小儿及胞衣出产门，一时不能畅泄，余者遂积胞中，治此者便当水血同治。大黄甘遂汤，甘遂以泄水，阿胶入血分，以生新血而去瘀，大黄入大肠，令水与血俱从大便出，少腹之满，可以立除，此与桃核承气汤、抵当汤、下瘀血汤之用大黄同意。盖取后阴容积较宽，瘀血之排泄易尽也。

妇人经水不利下，抵当汤主之。

抵当汤方

水蛭、虻虫各三十个（熬）　桃仁三十枚　大黄三两（酒浸）

上四味，为末，水五升，煮取三升，温服一升。

妇人经水不利，有虚实寒热之分。虚者宜温经汤，兼有湿热则宜土瓜根散。产后水与血俱结胞中，则宜大黄甘遂汤。前数条已详言之矣。然则此条何以但言不利下，而主治乃为抵当汤，盖此条不举病状者，为其于《伤寒·太阳篇》已备言之也。太阳篇云："热在下焦，少腹当硬满，小便不利者，下血乃愈，抵当汤主之。"又云："脉沉结，少腹硬，小便自利，其人如狂者，血证谛也。抵当汤主之，其明证也。"按此证少腹必结痛，大便必黑，要以小便利为不易之标准，使但用寻常通经之药，岂有济乎。予昔在同仁辅元堂治周姓十七岁少女，时经停五月矣。以善堂忌用猛药，每日令服大黄䗪虫丸，不应，送诊期后，病者至江阴街寓所求诊，月事不行，已抵七月。予用䗪虫、水蛭各一钱，大黄五钱，桃仁五十粒下之，下后以四物加参、芪善后。凡二剂，十年来，于江阴街遇之，始知其嫁于小西门朱姓，已生有二子矣。

妇人经水闭不利，藏坚癖不止，中有干血，下白物，矾石丸主之。

矾石丸方

矾石三分（烧）　杏仁一分

上二味，末之，蜜丸枣核大，纳藏中，剧者再纳之。

妇人经闭，累月不至，犹未知其何证也。若子藏坚癖，少腹硬满不消，干血久停，因湿热而腐烂，时下白物（俗名白带），其病固显然矣。盖始则因热结而成干血，其继因浊痰下注而留湿，湿热蒸化，干血乃成白带。尝见妇人有痰病者，痰多则无淋，淋多即无痰，可为明证，故外治之法，要以去湿为主，而三倍矾石，佐杏仁以破下陷之湿痰，而湿浊可去矣。

妇人六十二种风，腹中血气刺痛，红蓝花酒主之。

红蓝花酒方

红蓝花（二两）

上一味，酒一大升，煎减半，顿服一半，未止再服。

此节张隐庵注甚有意味，兹特引申之以博其趣。张云："红花色赤多汁，生血、行血之品也。陶隐居主治胎产血晕，恶血不尽，绞痛（绞，本书作疠），胎死腹中。"此可知红花作用，专主调适血分矣。又云："治风先治血，血行风自灭。"此又可知红花虽行血之品，其作用实能治风矣。但血虚生风，有从内发者，有从外受者，从内发者，忽然头目眩转，令人倾仆，此宜气血两补，重用参、术、归、芍、地黄者也。从外受者，皮毛开泄，感受阳邪，此宜桂枝汤者也。红蓝花酒，究治何风？然观于方治用酒，可知其专主外风矣。《灵枢》云："饮酒者，卫气先行于皮肤。"冲任之络，散于皮肤肌腠间，肌表血虚，易受外风，故以生血、行血之红花主治，而以酒助其药力，使得行于肌表，以拒外风之侵入。妇人月事时下，冲任之血不足，故治风以此方为宜，要之为外皮肤及筋骨酸疼之病，与中风正自不同。近世验方有用延胡索、当归、牡桂等分研末，以酒调服，治周身痛不可忍者，意与此同。曰六十二种风，不过言通治之总方，举多数也。血行则腹中刺痛止，故亦兼治之，固不在六十二种之内也。

妇人腹中诸疾痛，当归芍药散主之。

妇人腹中疾痛，大要由于水湿太甚，血菀不通，前于妊娠篇妇人怀孕节言之已详。但怀孕之人，水血俱停，人尽知之，不知杂病亦有相类者。盖妇人经水，按月而行，故血常不足，血不足而水湿有余，乃郁结于太阴部而为痛，此方泄湿行血，故可通治，要不惟为妊娠设也。

妇人腹中痛，小建中汤主之。

此证俗名下肝气，妇人胸襟为处境所限，因而狭小，稍有怫逆，则气下沉而入腹，立见胀痛，所谓肝乘脾也。《伤寒·太阳篇》云："阳脉急，阴脉弦，法当腹中急痛，宜小建中汤主之。"重用甘味之药者，《内经》所谓："肝苦急，食甘以缓之"也。

问曰："妇人病，饮食如故，烦热不得卧，而反倚息者，何也？"师曰："此名转胞，不得溺也。以胞系了戾，故致此病。但当利小便则愈，肾气丸主之。"

肾气丸方

干地黄八两　山药、山茱萸各四两　泽泻、丹皮、茯苓各三两　桂枝一两　附子一枚（炮）

上八味，末之，炼蜜和丸，梧子大，酒下十五丸，加至二十丸，日再服。

饮食如故，则脾胃无病可知。烦热不得卧，又似阳明热证。若果阳明生燥，上膈决无水气湿痰，岂有反倚息如病痰饮咳逆之理，此甚可疑也。然究其所以倚息之故，则以小便不通之故。盖下流不通，则上源壅塞，其所以不通者，则以转胞了戾之故，通其小便，则上膈水气下行而倚息自平。所以烦热不得卧者，则以下焦闭结，而少阳之热上熏也。泄其水则邪热之上熏者息矣。然则何以不用泄水之五苓散？曰："此阴阳两虚之证，恐其愈泄而愈不通也。"尝见有气闭而小便不通者，以木通、车前、猪苓等药治之，百无一效，或用白归身一两、川芎五钱，佐以柴胡、升麻，一服即通，可见地黄、山萸、山药之补阴，桂、附之扶阳，为至不可少，必非专用茯苓、泽泻同等之药所能奏功也。用丹皮者，所以通壅塞也（肠痈篇有大黄牡丹汤，可为明证）。

妇人阴寒（字当作痒），温阴中，坐药，蛇床子散主之。

蛇床子散方

蛇床子

上一味，末之，以白粉少许，和合相得，如枣大，绵裹，内之，自然温（当云不痒）。

妇人寒湿下注阴中，或为白带，或为败血，久久化热，皆足生虫，虫多而窜动，则痒不可忍，以川椒、百部洗之，往往不效，惟蛇床子散足治之。昔年予治一妇人历节风，愈后自言阴痒不可忍，自用明矾泡水洗之，洗时稍定，少顷痒如故，予以此方授之，二日而瘥（详历节篇）。盖以蛇床子之燥烈，合铅粉之杀虫，湿去虫死，其痒乃止。但予实变法用之，使之煎汤坐盆中洗之，然后扑以铅粉，此可知仲师立方之旨，在燥湿杀虫而不在祛寒矣。陈修园乃谓遥承上节令阴掣痛，少腹恶寒证，出其方治。岂其然乎？又按阴寒不孕，另是一证，仲师当别有方治，近世所传吴茱萸、蜀椒各八两为末，炼蜜为丸，弹丸大，绵裹内阴中，日夜一换，一月后，子宫温和即孕，用法与此方相似，或即仲师之遗方欤！否则本条所列病证与方治固了了不合也。

少阴脉滑而数者，阴中即生疮。阴中蚀，疮烂者，狼牙汤洗之。

狼牙汤方

狼牙三两

上一味，以水四升，煮取半升，以绵缠筋如茧，浸汤，沥阴中，日四遍。

少阴脉，手太阴动脉之尺部也，属下焦。脉滑而数，属下焦湿热，湿热注于下焦，或为淋带，或为太阳蓄血，犹未可定为阴蚀也。惟阴中痒痛腐烂，乃可决为阴中生疮。狼牙草近今所无，陈修园以为可用狼毒代之，未知验否，但此证有虫与毒，即世俗所谓杨梅疮，似不如虾蟆散为宜，方用硫磺三钱、胡椒二钱，研末，纳虾蟆口中，用线扎住，外用黄泥和水厚涂，入炭火烧之，俟泥团红透取出，候冷去泥细研，忌用铁器。用时以小磨麻油调，以鸡毛蘸涂患处，去其毒水，数日毒尽，虽肉烂尽亦愈，此葛仙肘后方也。自来注释家徒事说理，不求实用，岂仲师着书之旨欤！

胃气下泄，阴吹而正喧，此谷气之实也，膏发煎主之。

膏发煎方

猪膏半斤　乱发如鸡子大三枚

上二味，和膏中煎之，发消药成，病从大（旧误作小）便出。

凡大便燥实之证，由回肠灼烂前阴者，则小便已而阴中疼热。其有不兼阳明实热而燥实者，在妇人则有阴吹，此非可以大承气汤治之也。阴吹如转矢气声，实由大便不通，矢气无从下泄，转从间道出。此证但苦肠中燥矢与阴络固结，故但用膏发煎以和血滑肠，则大便通而阴吹止矣。《校千金》云："太医史脱家婢黄病，服此，燥粪下便差，神验。"乃知方后从小便出为传写之误。黄坤载泄湿通膀胱之解，为大不通也。又按门人吴炳南之妻每患肠燥，纳谷不多，予授以大半夏汤，服之甚效，间一二日不服，燥结如故，吴私念此胃实肠燥之证，乃自制猪膏发煎服之，一剂而瘥，乃知仲师"谷气之实"四字，早有明示人以通治他证之路，不专为阴吹设也。

跋 ◀

　　戊辰之冬，家君注《金匮发微》成，托人抄写，不意为其友人借阅，稿多散佚。乃于辛未之春，整理残稿，续加注释，由家君及湘人抄录一通，于是复成完书，稿藏于家。今年正月及门诸子，以家君行年六十有九，藉祝嘏称觞，谋刊刻行世。金曰可，乃由裴君德炎与钱君颂霞商定，托医学书局代售预约，次第校印装订成书。其校字之役，乃归黄君汉栋与湘人分任之。湘人虽学识肤浅，于医学未能深造，而观家君数十年，殚精极神之作，今且风行海内，传之永久，深喜私愿之克成也。敬述数语，以志缘起。

丙子闰三月上浣男湘人谨跋